減醣低碳飲食，可以如此美味又飽足！

營養師麻生伶未特別設計 24 道食譜，享瘦又健康！

認真一星期，養成易瘦體質！輕輕鬆鬆甩掉 20 公斤

LOW CARB DIET
（低碳）

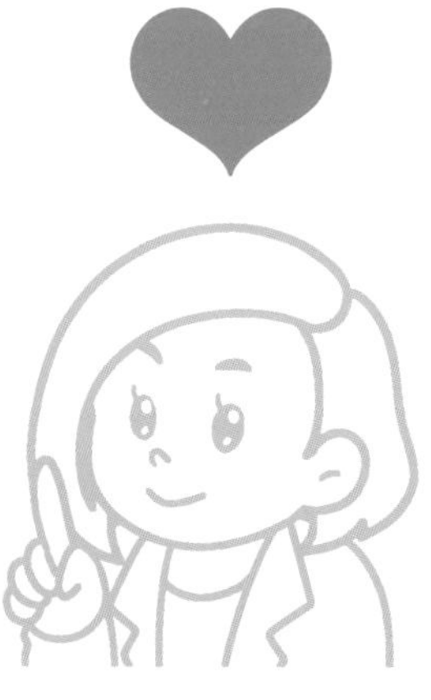

麻生伶未
（營養管理師／生酮體質飲食指導師）

大家好！我是營養管理師麻生伶未，
很冒昧跟大家說……
14年前（38歲）的我長這樣！

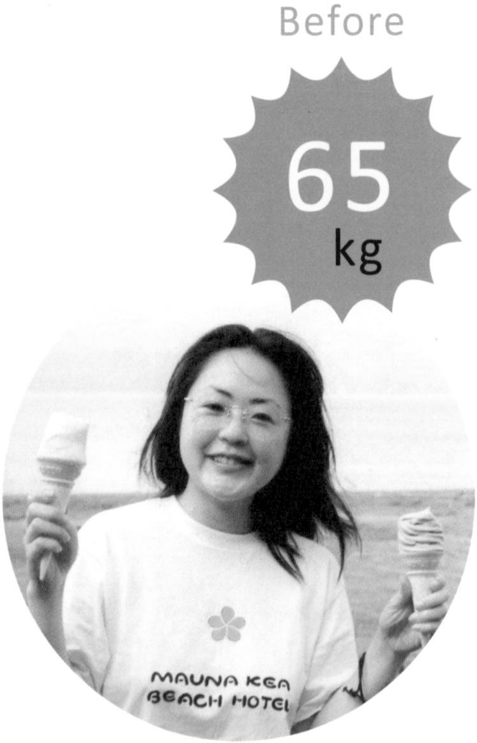
Before
65
kg
MAUNA KEA
BEACH HOTEL

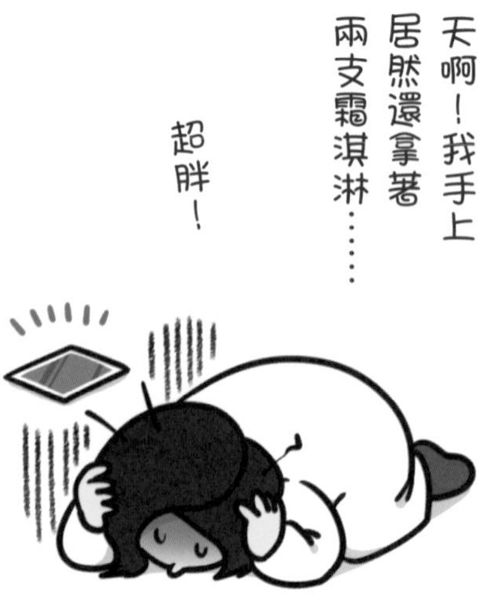
天啊！我手上居然還拿著兩支霜淇淋……
超胖！

但是現在……

After 45kg

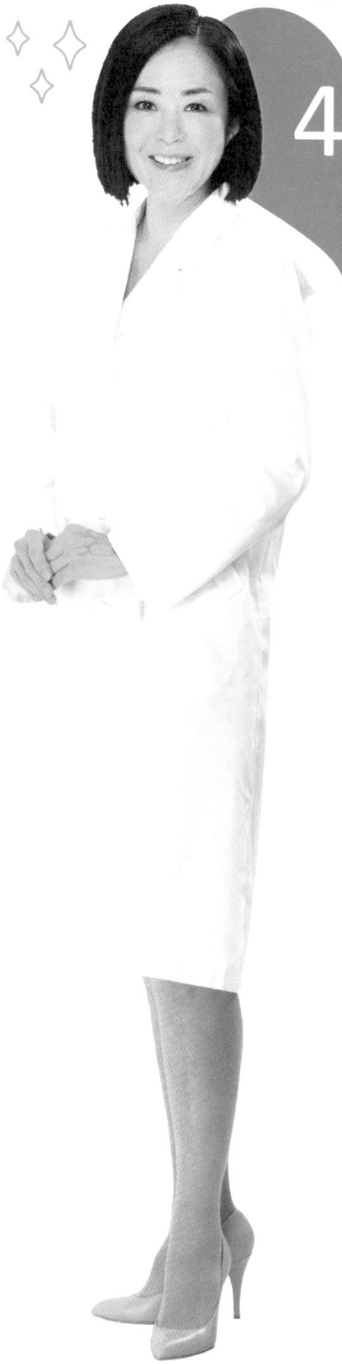

現在52歲

減重後14年，完全沒有復胖♥

只花一年

-20kg

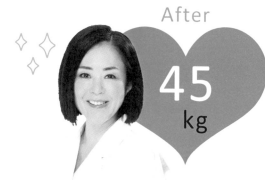

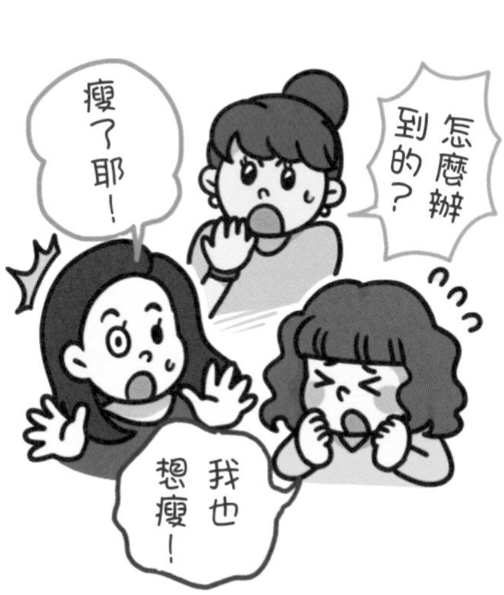

過去曾是胖子的我，
究竟是用什麼方法瘦下來的？

當時我超愛吃涮豬肉沙拉，

但是一直到我立志成為
營養管理師去進修才明白，
原來我當時的吃法就是

「減醣低碳飲食」

LOW CARB

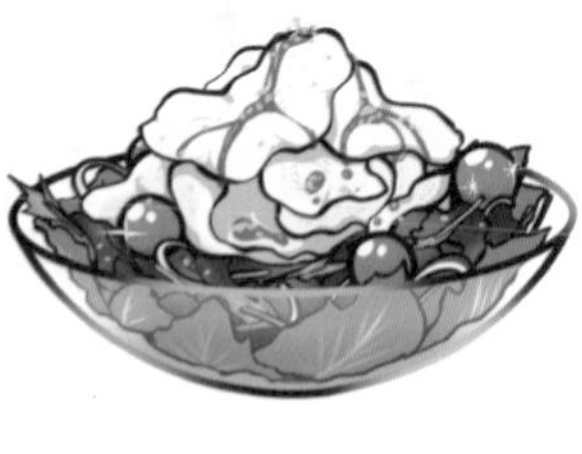

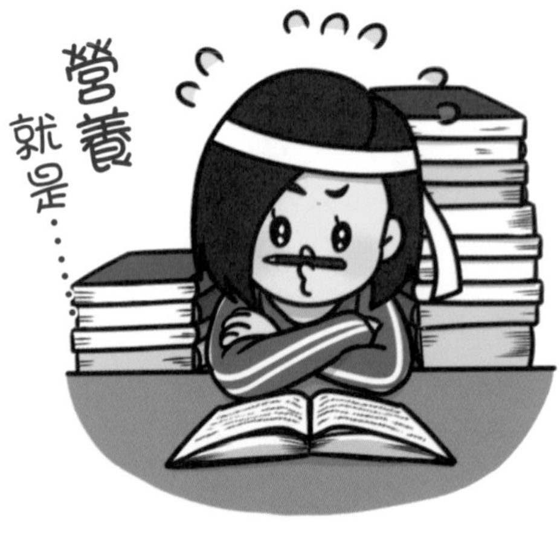

那麼，究竟什麼是「減醣低碳飲食」？基本上就是從

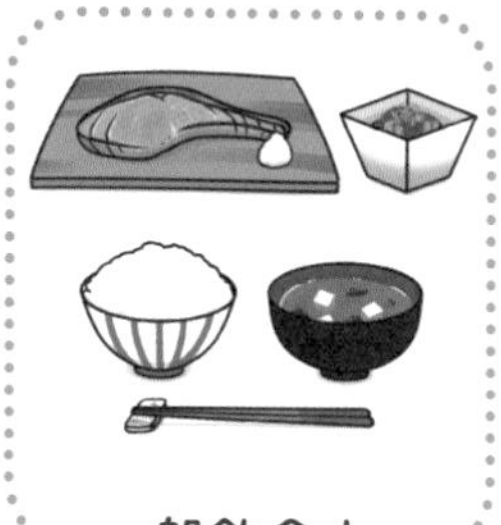

一般飲食中，

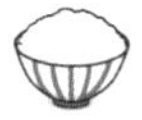

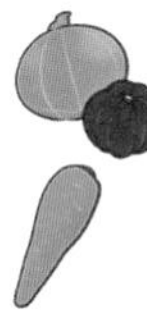

將米飯、根莖類蔬菜等醣類（碳水化合物）排除，以

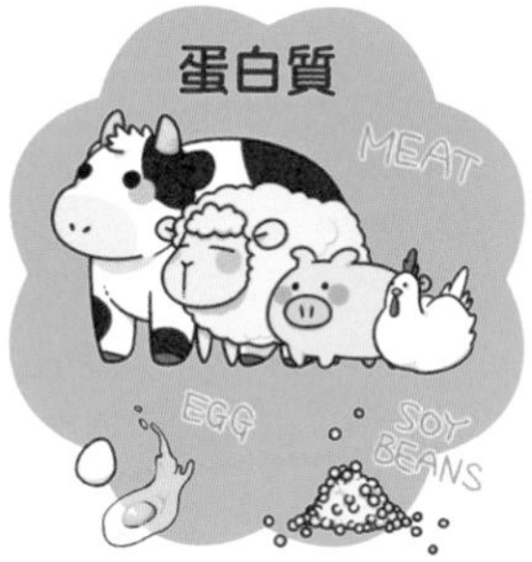

以及

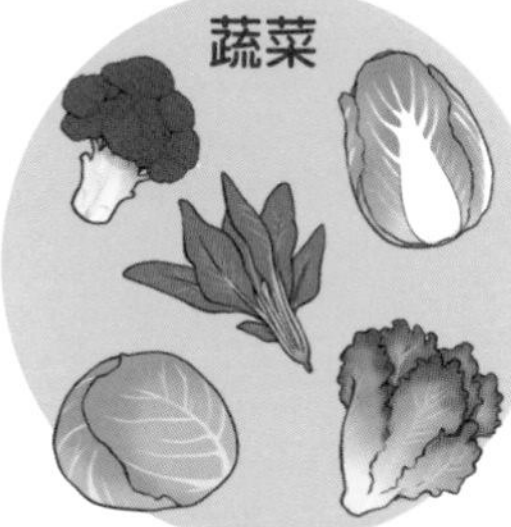

取代。

到目前為止，都與各位所認知的「限醣飲食」相同。

但是，「麻生式減醣低碳」不一樣！

從這邊開始，大家看仔細囉！

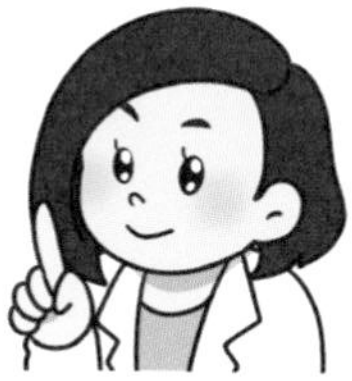

在我的「麻生式減醣低碳飲食」，

只需要
認真一星期！

真的!!

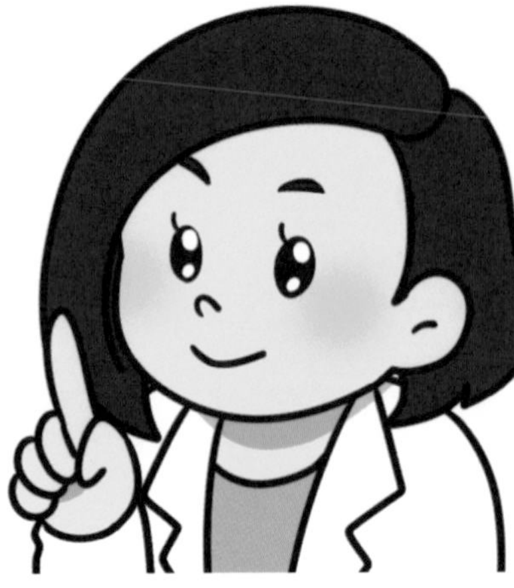

女生想用「減醣低碳飲食」減重成功，
就得記住最重要的關鍵字——

「醣類，跟前男友一模一樣！」

痛就這麼一星期，
絕不能心軟
偷偷跟前男友聯絡!!
要忘掉「男友（醣類）」不能「相思斷腸」，
得「相思斷醣」
徹底跟前男友斷絕所有聯絡才行！

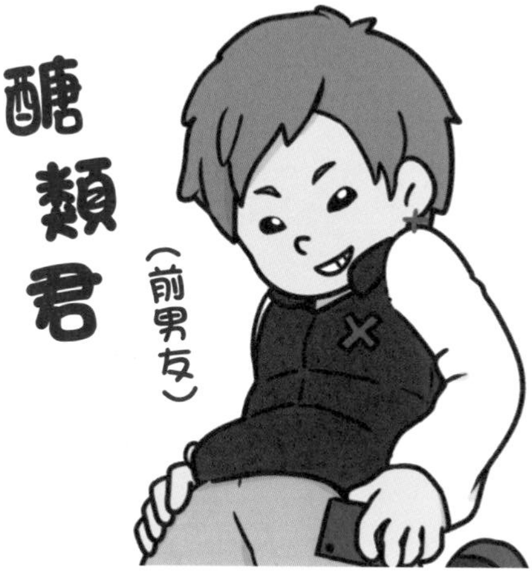

跟前男友（醣類）藕斷絲連，

總讓你沉迷於激情無法自拔……

但是，只要冷靜下來仔細想想

還是比較想跟感情波折少、

性格穩重的男人結婚，

沒錯吧？

既然這樣，就不能一輩子跟那種男人糾纏下去，

這你也心知肚明吧！

渣男退散！

認真的男人最帥！

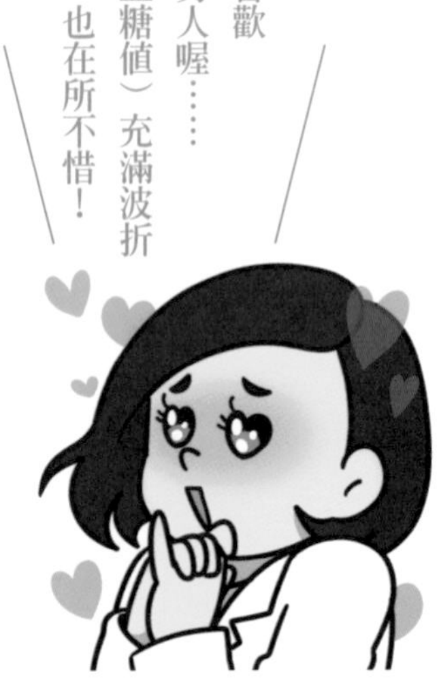
但我還是好喜歡
醣類那個壞男人喔……
就算情路（血糖值）充滿波折
（高低起伏）也在所不惜！

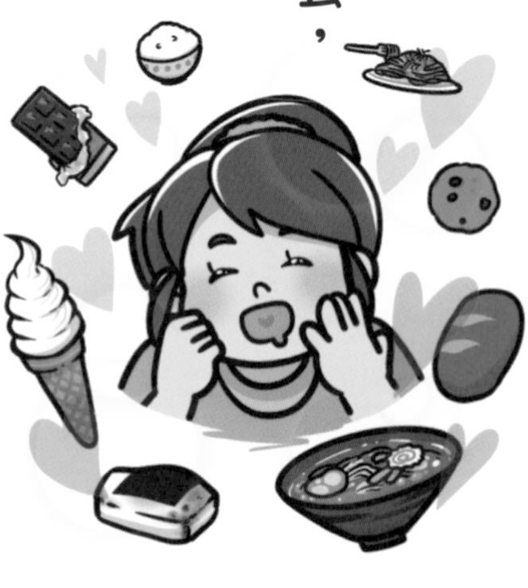

對！重點就在這！
之所以無法完全戒除醣類，
就是因為一直糾結在「告別前男友＝戒醣」的循環裡，
缺乏「創造新戀情」的概念！

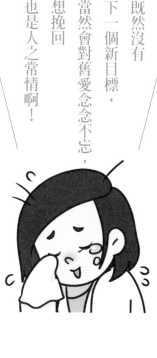

既然沒有
下一個新目標，
當然會對舊愛念念不忘，
想挽回
也是人之常情啊！

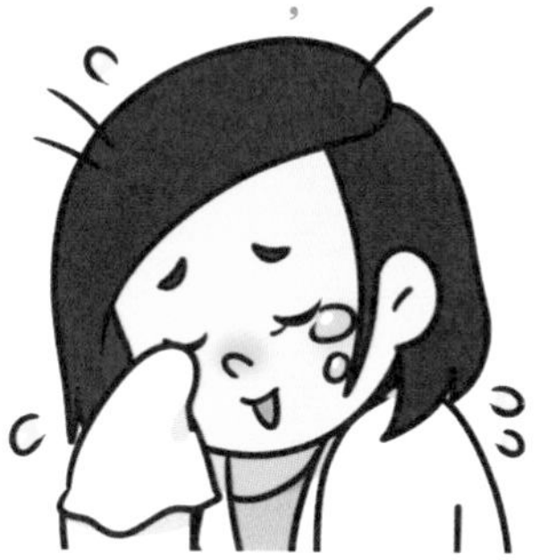

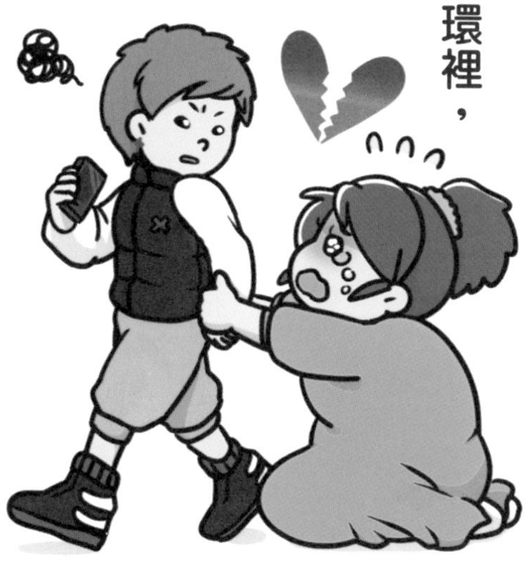

所以說！

花一個星期徹底跟前男友分手（斷醣），

接著馬上去跟新男友交往！

這就是一週內變身易瘦體質的魔法—

麻生式減醣低碳！

現在，就讓我來介紹新男友！

這位新男友就是——

酮體！

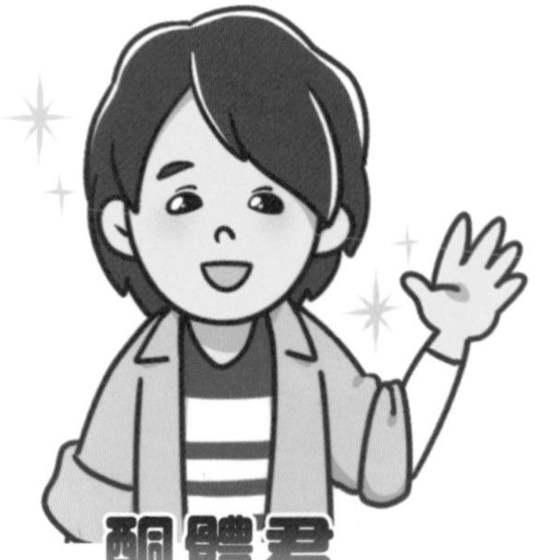

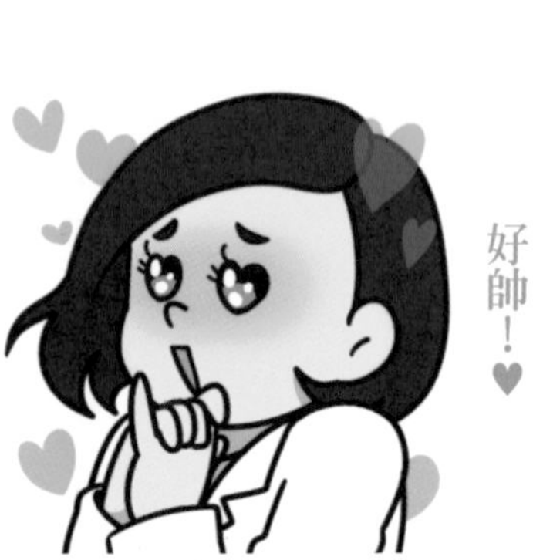

呵呵呵，突然蹦出一個人，心裡應該有
「欸，你誰啊？」的感覺吧。
別急！我會在第一章詳細介紹這位新男友的魅力。
不過，簡單來說，
想遇見新男友「**酮體**」，

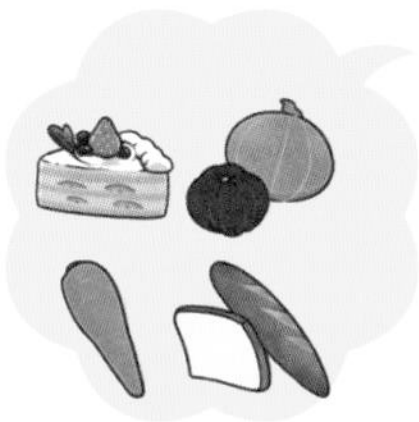

單純戒除醣類可不夠，還必須得
跟蛋白質取得平衡才行。

蛋白質每日的攝取量
必須有「兩個手掌大」！

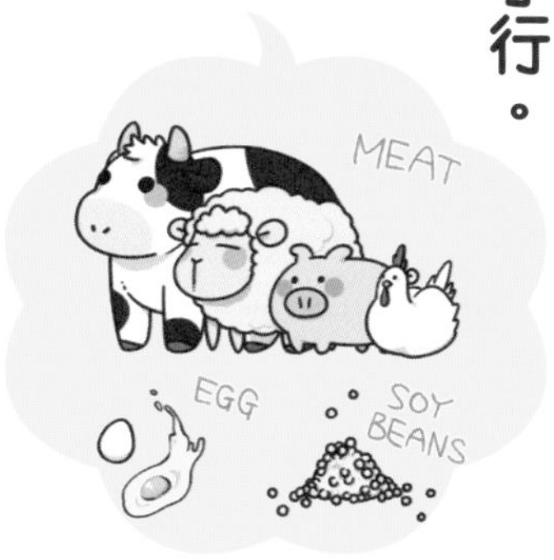

既有的「限醣飲食」都是以減醣低碳、零醣為中心的「減法思維」，欠缺如何生成「酮體」的「加法思維」。

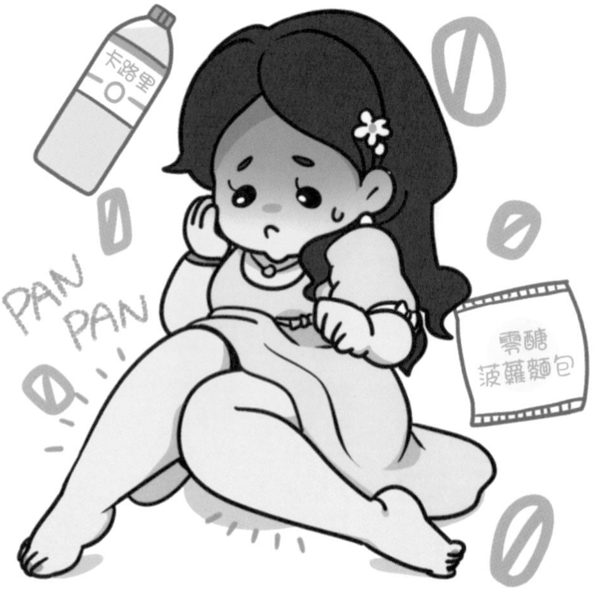

就算吃的是低醣麵包，不過是自欺欺人尋找前男友的替代品罷了。內心依舊被醣類所控制。

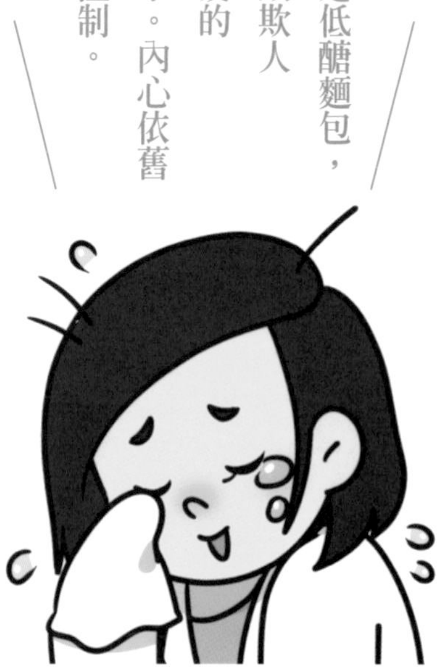

為了徹頭徹尾忘掉醣類（＝前男友），
轉變為永不回頭與醣類復合的體質跟心理，
這一週一定要忍耐！

斬斷孽緣，締結良緣！
才是
「麻生式減醣低碳飲食」
的真本領。♥

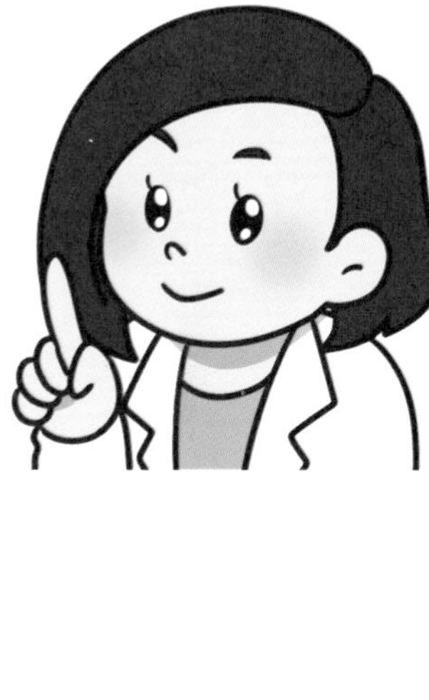

目錄

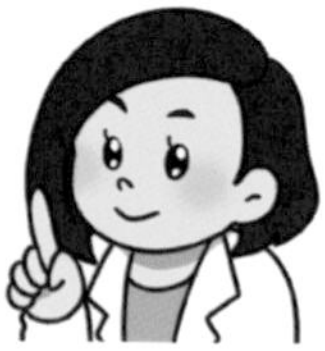

CHAPTER 1

麻生式減醣低碳飲食，成功的關鍵在「酮體」！

CHAPTER 2

不必想得太複雜，只做這個就OK！「麻生式減醣低碳飲食」紙上集訓

CHAPTER 3

導入期的一週內，一舉將成功率推高至99%完全複製食譜！

CHAPTER 4

我想知道更多關於酮體的知識Q&A 145

完全複製食譜專欄 column

CHAPTER 5

蛋白質&醣類含量檢查表 177

CHAPTER 1

麻生式減醣低碳飲食，成功的關鍵是「酮體」

「麻生式減醣低碳飲食」的精髓在於「酮體」生成運作的機制。只要確實掌握原理，就可以一口氣把「麻生式減醣低碳飲食」的成功率推高到99%。第一章我們將用最淺顯易懂的方式說明酮體的特性，以及順利啟動「酮體迴路」的方法。

理解人體猶如一部「油電混合車」

眾所周知，人體的運作必須仰賴能量，但各位可知道能量迴路區分為兩種？**一種是「醣類迴路」，另一種則是「酮體迴路」。醣類迴路分解醣類，而酮體迴路分解脂肪酸，它們個別以不同方式轉換成身體的能量來源。**

事實上就人體生理機制來說，運用任何一種迴路皆可獲取能量。就好比一台能同時以燃油與電力作為動力來源驅動的油電混合車。兩種迴路中，對「麻生式減醣低碳飲食」舉足輕重的迴路正是酮體迴路。

酮體迴路一旦啟動，脂肪會分解燃燒轉換成能量，說它是促使脂肪燃燒的一種「瘦身迴路」也不為過。總之就是酮體迴路運作得越好，瘦身效果越佳。

然而，酮體迴路有個特點，就是體內只要有殘存醣類便無法啟動迴路運作。因此，為了順利啟動酮體迴路，便須將醣類徹底排除體外。

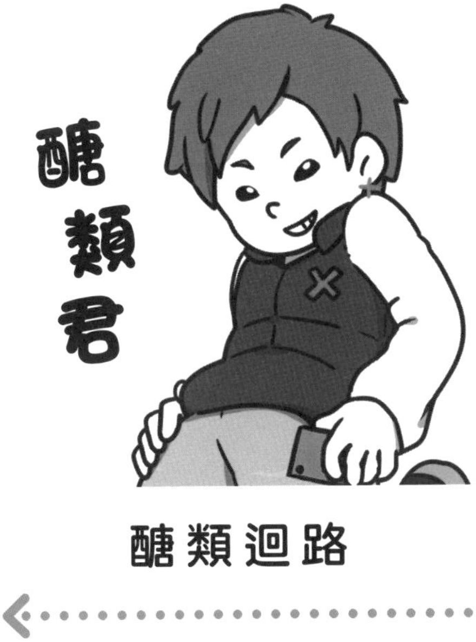

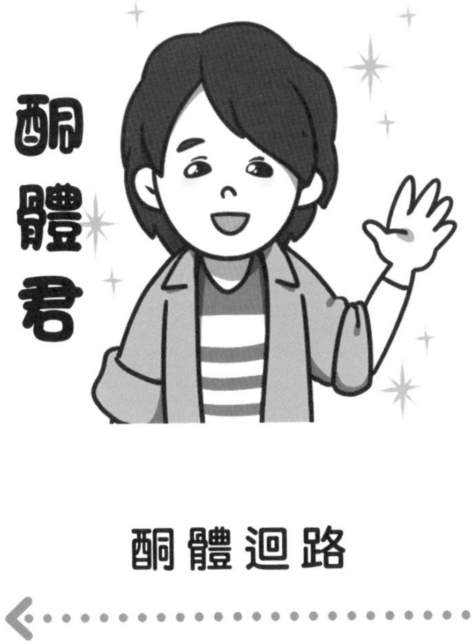

醣類迴路

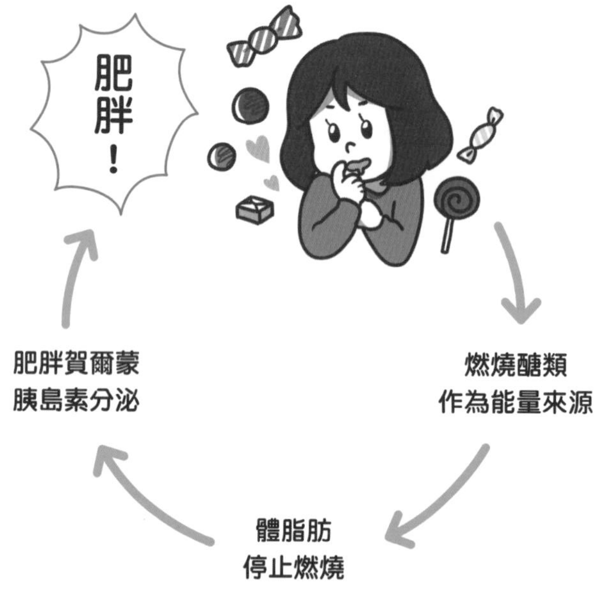

以碳水化合物及甜食作為燃料運作的迴路

「醣類迴路」是一種以「醣類」作為能量來源的代謝迴路。

當醣類進入體內，透過消化酵素分解形成葡萄糖作為全身能量之用，不過一旦葡萄糖未消耗完、血糖濃度上升，身體會釋放胰島素（肥胖賀爾蒙），將醣類合成為肝醣貯存在肌肉及肝臟，或促成中性脂肪貯存。

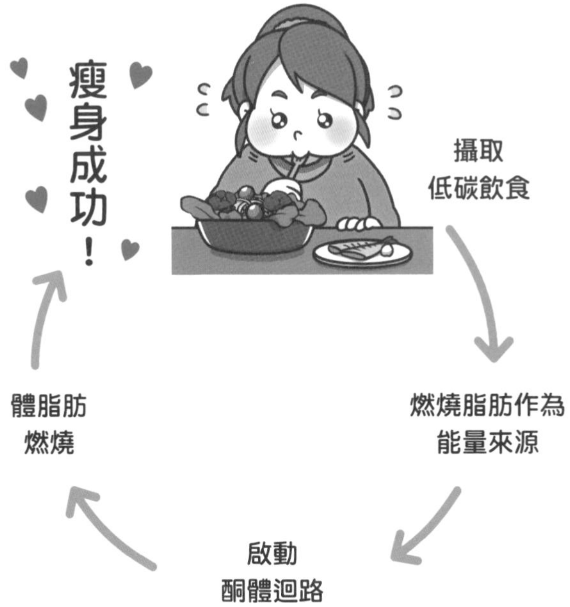

酮體迴路

以脂肪作為燃料運作的瘦身迴路

當體內無醣類可燃燒時，身體會改利用脂肪作為主要能量來源。**原先貯存在體內的中性脂肪會分解成脂肪酸，再轉化成一種名為「酮體」的物質。**我們稱這種代謝機制為「酮體迴路」。瘦下來，換句話說就是燃燒脂肪。「麻生式減醣低碳飲食」的重點即是如何順利啟動酮體迴路。

就是這樣才成功！

酮體迴路的
運作方式
01

酮體呢……是個「有心就做得到」的孩子！

⇩ 身體都是糖，動也動不了

原本作為能量來源的醣類耗盡後，人體轉利用體內貯存的中性脂肪分解生成酮體。換句話說，當酮體迴路運轉得越好，越會燃燒到貯存在體內的中性脂肪，正因為脂肪不斷熊熊燃燒，打造不復胖的身體便不再是夢想！不過，乍聽之下還是不少人抱持疑問「講是這樣講，但我還真是第一次聽到酮體這個詞耶！」

要搞懂酮體究竟是什麼有點複雜，想瘦身的人只需要先理解「酮體是如何運作的」即可。接著，我們來談談啟動酮體迴路的祕訣吧！**人體可利**

用的能量來源有醣類、脂肪、蛋白質，而身體消耗能量的優先順序也同樣按照這個順序。簡言之，人體只有在醣類消耗殆盡時才會轉為消耗脂肪。因此，醣類爆表的飲食方式只要多持續一天，身體只會持續優先運作醣類迴路，永遠不可能有燃燒到脂肪的一天。

故「麻生式減醣低碳飲食」中順利啟動酮體迴路的首要之務，得從停止攝取醣類，徹底封鎖醣類迴路開始。對於那些熱愛鋪滿砂糖的甜點、鬆軟可口的白飯、Q彈美味的麵包，還有義大利麵的人來說，可能會崩潰大喊：「辦不到！」但**實際上，忍耐的時間就只有那最開始的一個禮拜！**

就一次！只要順利啟動一次，就沒問題了！體內貯存的中性脂肪會奇妙的燃燒起來。本飲食法最大的特色在於，對那些經年累月大量攝取醣類到整個人幾乎泡在醣裡的人身上，效果最為顯著！

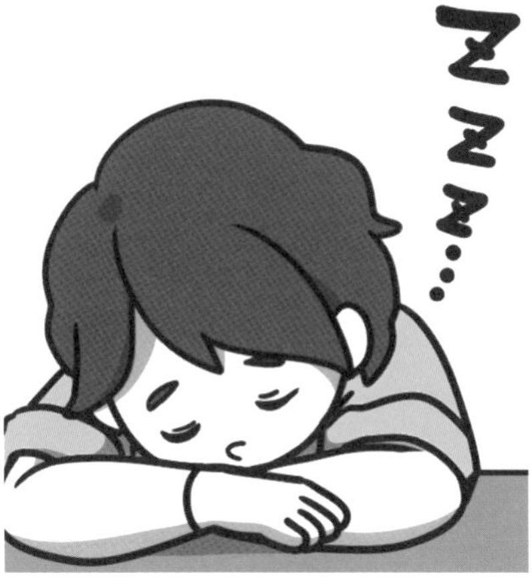

就是這樣才成功！

酮體迴路的運作方式 02

你放任不管，它就一直躺著動都不動！

⇩ 巧妙運用「火種」

話說，要一個經年累月過著醣類飲食生活的人突然拍胸脯說：「好，從今天開始我要來啟動酮體迴路！」哪可能這麼順利？**酮體迴路只要一陣子不運作就會生鏽，生鏽後就再也動不了。**要重新啟動生鏽的酮體迴路可沒那麼簡單。長期未啟動酮體迴路的狀態下，即使突然停止醣類攝取、阻斷醣類迴路，卻很容易陷入能量不足的狀況。有些人會因為突然進行猛烈的限醣，感覺整個人無精打采、頭痛，甚至感到暈眩，就是因為能量不足。

要讓生鏽的酮體迴路再次啟動，需要「火種」引燃。**最適合拿來當作酮體**

迴路「潤滑油」的，莫過於椰子油跟椰奶這類中鏈脂肪酸。相較於其他脂肪酸，中鏈脂肪酸能更迅速製造出酮體，也因此最適合作為引燃酮體迴路的火種。

酮體迴路不管生鏽得多嚴重，只要順利啟動一次就不必再操心，因為酮體迴路已經成功被打開了。但再怎麼說，椰子油跟椰奶皆屬於飽和脂肪酸，必須小心萬萬不可過度攝取。

一旦酮體迴路安全啟動，也就是體重開始往下掉了，就無須再像一開始那樣積極攝取。有關椰子油及椰奶詳細的食用方式，我會在第71頁說明，第79頁將詳細介紹油的種類。

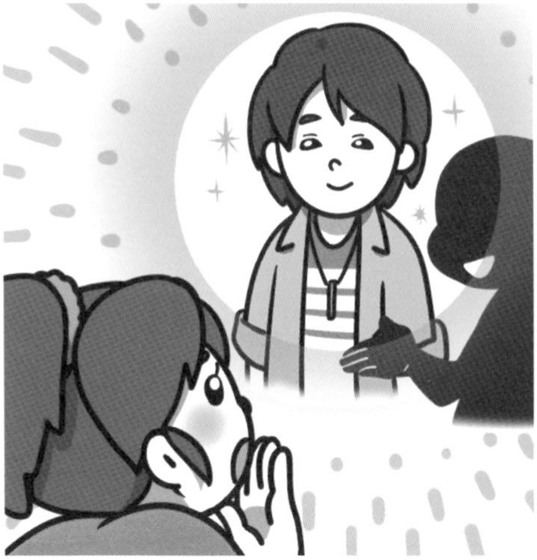

就是這樣才成功！

酮體迴路的運作方式

03

無論酮體或是醣，都內建在人體的細胞裡！

⇩ 關鍵就在舊石器時代

我們常聽說「日本人的身體最適合吃米」或是「飲食中最不可或缺的就是主食（米飯）！」的說法。但，這些真的是事實嗎？

試想，人類開始攝取精製白米及白糖，其實約從兩百年前才開始的。人類直到約一萬年前才開始農耕生活，在此之前的兩百五十萬年間，都是食用包含魚在內的動物肉及內臟、果實、生長在大自然裡的蕈菇類或植物等。相較人類在演化史長河裡食用肉類自然飲食的生活，開始攝取碳水化合物其實不過是最近的事罷了。

值得注意的是古代人飢餓的時間相當長，人體於是調整成具備貯存「萬一攝取不到食物，為了存活提升血糖濃度」賀爾蒙的能力。降低血糖濃度的賀爾蒙只有胰島素一種，在古代，醣類是珍稀難求的奢侈品，所以人體沒必要刻意把好不容易才上升的血糖濃度往下降。

人類的身體機制與古代並無二致，**換句話說，脂肪代謝是我們人類DNA原始內建的本能。**比起脂肪，醣類幾乎是在人類演化的極後期才納入日常飲食中，人體對醣類代謝機制反而沒有脂肪代謝來得熟悉。如果要說人體已經習慣米飯、麵包、義大利麵等碳水化合物，那麼人體習慣肉類自然飲食的程度，更是高出碳水化合物兩百五十倍呢。

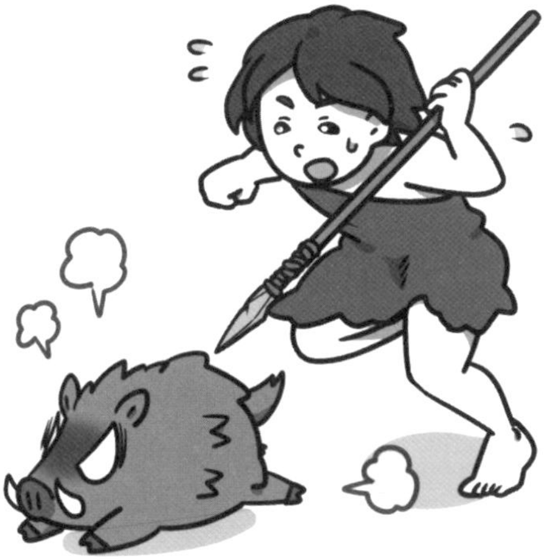

就是這樣才成功！

減醣低碳飲食

大彙整

了解1～3後該做什麼？

一心一意打通「酮體迴路」

首要之務，阻斷醣類！

經過解說，各位是否更了解這個被稱為瘦身迴路的酮體迴路呢？

我們在這裡簡單彙整，酮體迴路就是當其他人（醣類迴路）很活躍時，它就一動也不動，而且有越不動就越懶散（迴路生鏽）的毛病。但酮體迴路紮紮實實的內建在人類本能裡，為了順利驅動酮體迴路，你得先讓它充滿「幹勁」，簡單講就是這麼一回事。

酮體迴路，是燃燒脂肪作為身體替代能量的迴路。

但人體同時具備燃燒醣類優先於燃燒脂肪，作為身體能量的特性，所以為了順利將脂肪轉換為身體能量，也為了瘦身，只要體內有醣，就是動不了！

相反的，醣類迴路被徹底阻斷時，人體自然只剩下驅動酮體迴路燃燒脂肪作為身體能量一途。

總之，瘦身必要之務中的一項，就是徹底戒除醣類。

主要代謝迴路一旦切換至酮體迴路就大功告成了！像油電混合車那樣，將醣類迴路模式一鍵切換至酮體迴路，等同切換至易瘦體質。

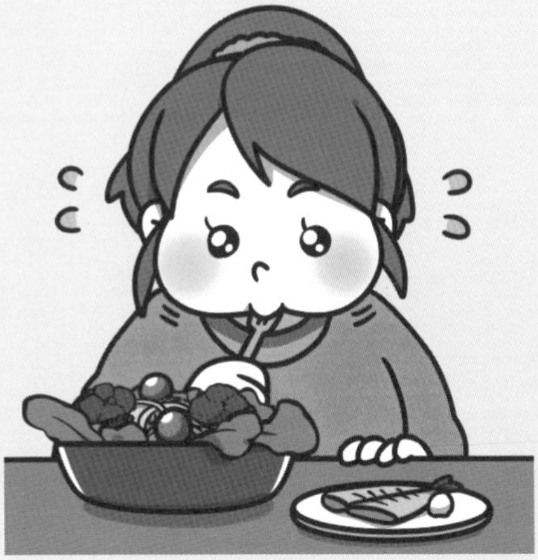

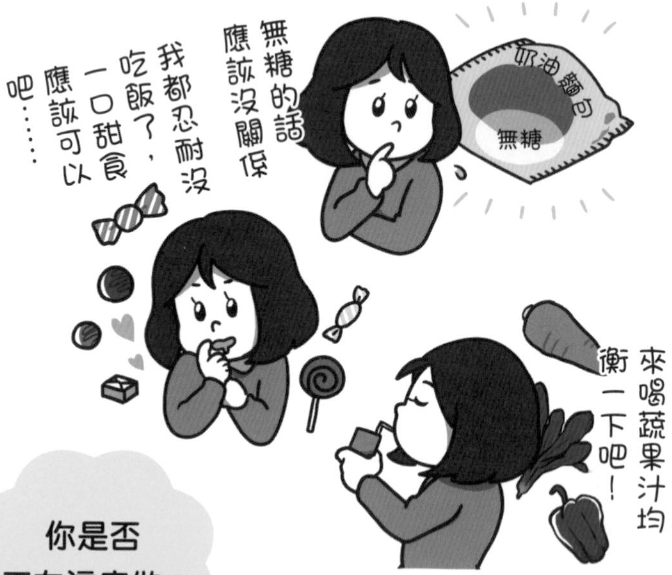
奶油麵包
無糖
無糖的話
應該沒關係
我都忍耐沒
吃飯了，
一口甜食
應該可以
吧……
來喝蔬果汁均
衡一下吧！

你是否
正在這麼做？

A 美小姐的行為模式

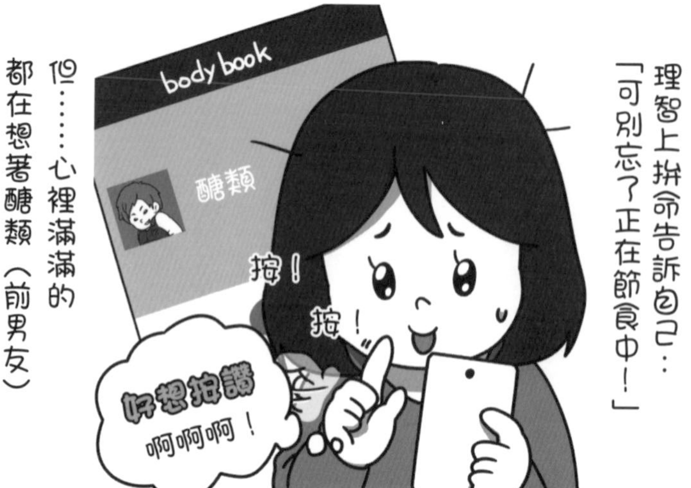
理智上拚命告訴自己：
「可別忘了正在節食中！」
body book
醣類
按！
按！
好想按讚
啊啊啊！
但……心裡滿滿的
都在想著醣類（前男友）

若未徹底阻斷所有食物中隱藏的醣類，前男友依存症永遠好不了！

跟失戀一樣，如果分手了還不時偷偷聯絡，是不可能忘得掉前男友（醣類）的。所謂的「無醣麵包」說穿了等於前男友的替代品。這樣持續下去，不管多久前男友都還在心中，最少一定得阻斷醣類一週才行！

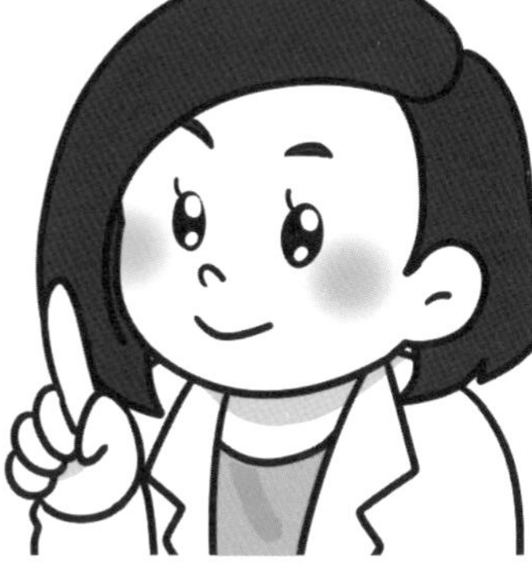

星期五下班後減少外出也是一招！首先得先把體內的醣類徹底掃地出門

為了瘦，就得徹底阻隔醣類，最重要的就是絕對不攝取！事實上不管是一小顆糖，甚至是百分之百果菜汁中蔬果的糖度、甜味等一點一滴都會流進醣類迴路裡，千萬不能大意！

大部分的人只需執行一週斷醣，幾乎都能順利啟動酮體迴路。但對那些覺得「就是那一週在痛苦啊！」的朋友們，我來提供給各位一點小訣竅吧！**那就是把斷醣一週計畫從星期五開始執行。**

週間平日的誘惑通常較多，但週末就能自己自由控制了，減少外出，跟甜蜜誘惑保持安全距離也是一招。小心避開與前男友（醣類）不期而遇的機會。只要撐過頭三天，剩下的四天咻一下的就度過了。

伶未老師的處方箋

終於，A 美小姐
辦到徹底斷開前男友一週了！

失戀後的第一週通常是最痛苦的吧？那一週裡心裡常浮現一個聲音：「不！我忘不了！」邊哭邊試圖打電話給對方，或偷偷滑手機看對方社群網站動態，但這只是無止盡延長失戀痛苦啊！

一開始出現戒斷症狀時，真的比較辛苦，我懂！但就這一週，一定要加油，把它撐過去！用這種魄力徹底斷醣一週，跟前男友說再見吧！

「吃一點點應該沒關係吧！」這種想法，對你來說是最危險的。來！下定決心，跟過去的最愛「醣類」，一刀兩斷吧！

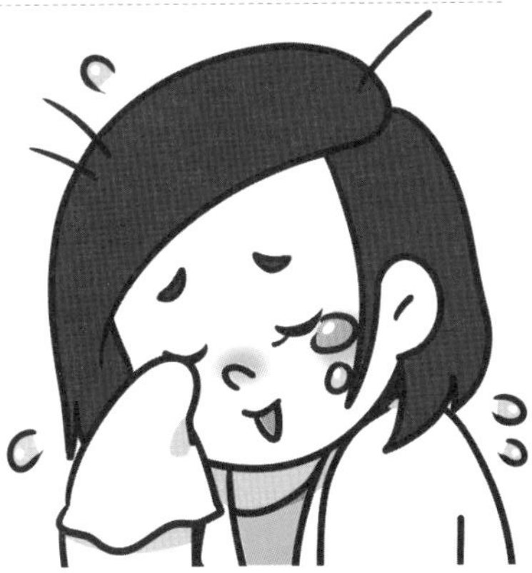

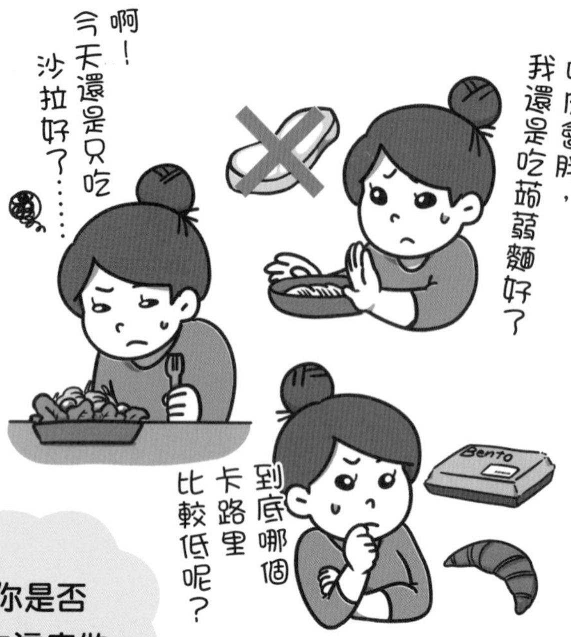
吃肉會胖，我還是吃蒟蒻麵好了
啊！今天還是只吃沙拉好了……
Bento
到底哪個卡路里比較低呢？

你是否
正在這麼做？

B 枝小姐的行為模式

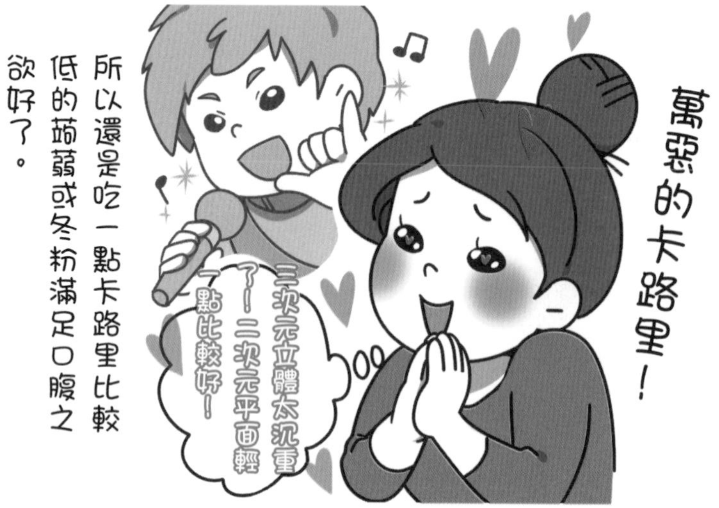
萬惡的卡路里！
三次元立體太沉重了！二次元平面輕一點比較好！
所以還是吃一點卡路里比較低的蒟蒻或冬粉滿足口腹之欲好了。

太過迷信低卡，卻忽略掉實際的營養！

熱中節食的人只顧著擔心卡路里，卻往往忽略醣類以外的其他營養素。標榜低卡的減重食品充其量不過只是偶像崇拜，睜大眼睛看看實際的營養素吧！

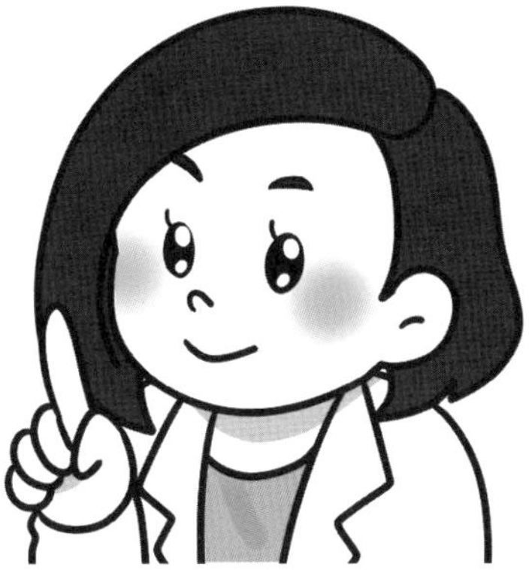

減法思維的飲食控制毫無意義
利用蛋白質促進代謝才是王道

在飲食控制的常識裡，「卡路里神話」已經存在了好長一段時間。時至今日，仍有許多人無法跳脫這個神話。不過，在「麻生式減醣低碳飲食」裡，請完全不要去看卡路里，我們只看蛋白質。

卡路里神話為什麼行不通？主要因為它的理論是減法思維，從目前的飲食中減少卡路里，或者只注重減去醣類，結果卻造成身體缺乏營養或營養不良。搞不清楚這點的人實際上非常多，**而人一缺乏營養就會胖**，正是因為新陳代謝下降的關係。

最基本的原則就是攝取蛋白質、蔬菜、蕈菇類、脂肪等這些「必須攝取的食物」。同時，也因為一開始即以加法思維思考，多餘的醣類自然也失去見縫插針的機會。

伶 未 老 師 的 處 方 箋

B 枝小姐，請拋掉卡路里神話吧！

卡路里是用什麼方式計算的，你知道嗎？卡路里是以食物置於空氣中燃燒的熱量為基礎計算而來。然而在空氣中燃燒跟在體內燃燒完全是兩回事，這種計算方式事實上意義不大。卡路里計算的發想始於一八八三年，是在發現胰島素之前，且尚未得知腸道環境會因人而異的年代，可想而知幾乎沒有參考價值。

但重點不在卡路里！同樣一百大卡，肉類跟砂糖進入體內後利用的方式卻截然不同。所以我們該看的不是熱量，而是去思考找出啟動瘦身迴路的方法。

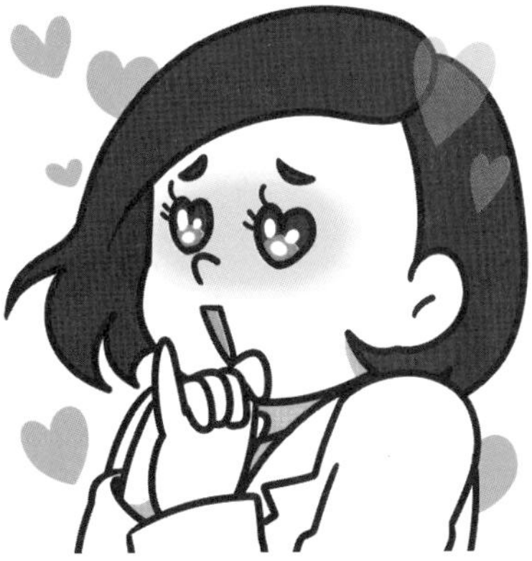

這一次99%肯定戒醣成功的理由

開始的頭一週徹底執行，因為會啟動酮體迴路

看到剛剛兩位的案例，各位應該能理解以往限醣為什麼都會失敗。多半就是兩種狀況，**一是在限醣的同時卻還持續攝取「隱藏的醣類」；再不就是限醣時不小心搞錯重點，只看「卡路里限制」**。在醣類沒有完全阻斷的狀態下，這個飲食法是不可能成功的。

或許是「限醣」這個詞容易引人誤會，或宣稱「無糖」，似乎讓很多人產生一種「即使有碳水化合物還是可以瘦」的想法。所以在這裡我一定要講清楚、說明白。

沒徹底斷絕醣類一次，只是有一搭沒一搭的限醣，是甩不開醣類依存症的！醣類中毒的人即使是一小顆糖或軟性飲料調味中的一丁點甜味，都能誘發身體釋放胰島素。另外，像低醣麵、低醣果凍這類減肥食品，說是低醣還是有醣，醣類含量低卻有滿滿的人工甜味劑。甜食這種東西，不容小覷！

有這些前車之鑑，麻生式減醣低碳飲食進行的第一週，會專注在徹底從身體排除醣類的「斷醣」。除此之外為了順利啟動酮體迴路，必須攝取充足的蛋白質、蔬菜、藻類跟蕈菇類以調整腸道環境。上述這些工作會幫助身體開始轉利用脂肪啟動酮體迴路。正是釜底抽薪，採取了將身體主要能源從醣類改成脂肪的休克療法，這一週認真的「斷醣」便成了關鍵。

但是，我不建議有任何疾病病史者、健康檢查異常需就醫再檢查者、糖尿病患者以及肝腎功能異常者貿然採取本飲食法。請務必在實施本飲食法前，諮詢醫師或專家的專業建議。

就是這樣才成功！

酮體迴路的運作方式 04

認真斷醣，導入期一週就夠！

⇩

一星期即可清除「酮鏽」

「那到底要禁吃白飯跟麵包到幾時？一輩子嗎？」

「生理期前不吃一點甜，就覺得情緒低落撐不下去……」

我幾乎快聽到大家悲鳴慘叫的聲音了。但是，各位放心！**「完全不能吃甜食的時間，就這麼一週！」**

為什麼說一週呢？因為斷絕醣類順利啟動原本生鏽的酮體迴路，本來就需要大約一週左右的時間。換句話說，**即使酮鏽相當嚴重的人，只要做到完全斷醣一週，便可從醣類迴路切換至酮體迴路。**

不過的確有些人很難啟動酮體迴路（入酮），但如深入了解便會發現，問題多半出在有一搭沒一搭半途而廢的斷醣。一週都還不到就吃下米飯，或天真的覺得「不過就吃顆糖，喝點飲料應該沒關係吧！」而不小心攝取到醣類。醣類中毒，意即有醣類依存症的人，一定得完全阻斷醣類的攝取才行。

用戒菸當例子或許就很好理解。戒菸最痛苦的地方在於身體跟大腦深刻記得尼古丁所帶來的歡愉，有人說抽得少的反而難戒，以為只要逐日減菸，時間一長自然能成功的這種半吊子戒法絕對會失敗。「麻生式減醣低碳飲食」是將劣勢轉優勢，僅用一週徹底將醣類排出體外，我們將這一週的時間稱為「導入期」。

到目前為止都過著「人生以醣為目的」的人來說，一開始或許非常辛苦，但排除醣類事實上比戒菸還簡單。只要照書裡指示按部就班做，保證能入酮，我們就把這一週當作「斷醣成功的強化集訓」來試試看吧！

就是這樣才成功！

減醣低碳飲食

大彙整

導向絕對成功的三個時期

⇩ 導入期、減重期、維持期

我們來談談「麻生式減醣低碳飲食」的全貌吧！經過一週「導入期」後，接著會進入到「減重期」跟「維持期」的階段。

如同我們先前再三強調，「導入期」是完全斷絕醣類、阻斷醣類迴路的時期。首先，得認真吃一週徹底排除醣類的飲食，把沒吃到的醣類的量，改吃足量的蛋白質及蔬菜。要是對自己不太有信心，可比照我先前的建議，降低週五晚上到整個週末的外出頻率也是個不錯的辦法。接著是「減重期」，摩拳擦掌終於迎來燃燒自體脂肪的階段了。身體在本階段已經入酮，自動啟動酮體迴路。延續導入期的飲食方式，以攝取蛋白質為主，你會發現體重開始以有趣的方式一路下降。在導入期絕對禁止攝取的含醣食物也開始可少量解禁。但務必小心，千萬別在本階段復胖，說是「解禁」也只是少量。而減重期的長短因人而異，只要把它想成是「達到目標體重為止」的時間即可。

最後的「維持期」則是學習「持續一輩子也不痛苦的減醣低碳飲食」習慣的養成期。一來到維持期，醣類攝取量可調比減重期時再高一些，即使是碳水化合物也可以吃。不過，進入減重期的身體應該已不再像過去那麼需要醣類了。我自己採用此飲食法十四年，完全沒有復胖。

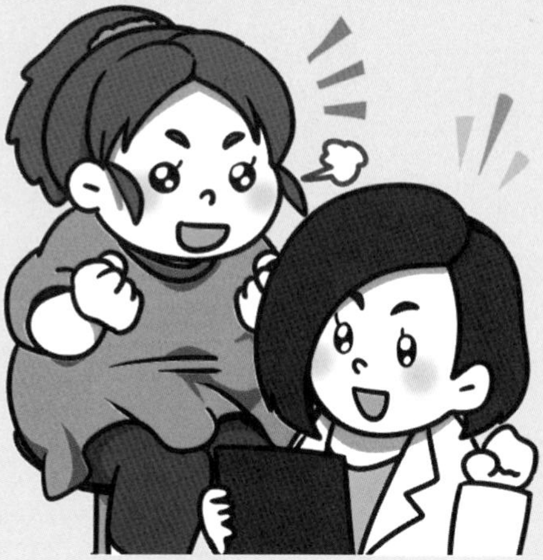

最開始的一週

導入期

⇩

啟動酮體迴路期間

1 來自於肉類、魚類、豆製品、蛋類的蛋白質

2 來自於蔬菜、藻類、蕈菇類的維生素、礦物質

3 Omega-3 脂肪酸

第一到三個月

減重期

⇩

體重下降期間

攝取少量醣類也 OK

醣類攝取量
一餐 20g，
一天最多 60g

○ 少量根莖類蔬菜、含醣量較少的蔬菜
可可亞含量較高的黑巧克力

△ 無糖優格、起士等乳製品可少量解禁

※ 減重期若持續超過一個月，建議需前往熟悉醣類限制之醫療院所接受健康檢查。減重期執行三個月後如未達到目標體重，可間隔一段維持期後再回到減重期。

半永久性

維持期

⇩

溫和維持
酮體迴路運作的期間

〇

壽司、拉麵等，一個月一次犒賞自己很可以！

※零食點心的醣類攝取量一分最多10克

醣類攝取量
一餐 20 ～ 40g，
一天最多 130g

醣類 20g，
分量是多少？

- 白米 50g
（＝飯碗三分之一碗）
- 法國麵包 37g
（＝厚度約 4cm，一片）
- 義大利麵（水煮）75g
（＝乾麵約 30g）
- 烏龍麵（水煮）100g
（＝乾麵約 35g）
- 蕎麥麵（水煮）80g
（＝乾麵約 40g）
- 中華拉麵（水煮）80g
（＝乾麵約 30g）
- 中型馬鈴薯一個

※ 詳細資訊請參照 P177

就是這樣才成功！

酮體迴路的運作方式

05

你的敵人，可不是體重！

⇩想減掉的，只有體脂肪量

減重時體重一兩公斤的變化常令人一則以喜、一則以憂，但從今天開始請徹底拋棄這個想法吧！

人體主要由內臟、骨骼、肌肉、脂肪所構成，上述整體加起來就是我們所知的體重，而體脂肪如文字描述，指附著在身體的脂肪。體重同樣是六十公斤，體脂肪百分之二十的人跟百分之三十的人，無論從外觀或健康來看，意義都有天壤之別。

我們飲食營養專家注重的是脂肪量跟除脂肪體重。除脂肪體重下降是復胖的元兇，請多攝取蛋白質以保持除脂肪體重。

除脂肪體重的計算方式

首先須算出體脂肪量。

【體重（kg）】×【體脂肪率（%）】=【體脂肪量（kg）】

體重扣除體脂肪量後的重量即為除脂肪體重。

換句話說，

【體重（kg）】–【體重（kg）】×【體脂肪率（%）】

=【除脂肪體重（kg）】

例）體重 65.0kg，體脂肪率 30.0% 的人的體脂肪量

【體重（65.0kg）】×【體脂肪率（30%）】

=【體脂肪量（19.5kg）】

體重 65.0kg，體脂肪 30.0% 的人的除脂肪體重

【體重（65.0kg）】–【體重（65.0kg）】×【體脂肪率（30%）】

=【除脂肪體重（45.5kg）】

※ 體脂肪率若是 30%，乘上 0.3，25% 則乘上 0.25

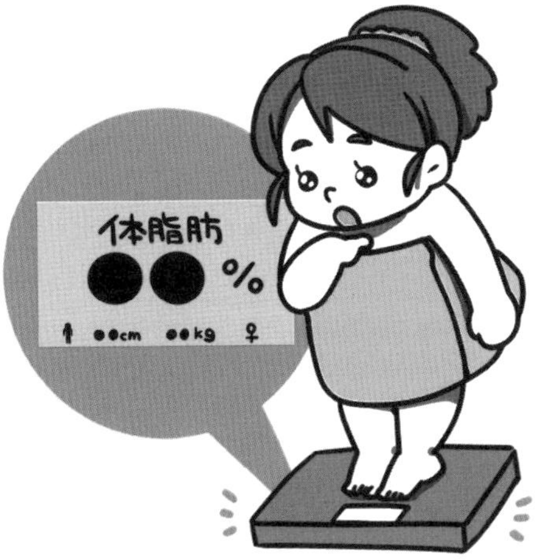

Column 1

為想學習知識的朋友而寫
「酮體」究竟是什麼？

酮體的真實身分是由肝臟代謝生成的產物

截至目前為止，我們一直都在談酮體，但酮體究竟是什麼？這裏我們稍微來用功一下。覺得有點難沒興趣讀的人也可以跳過這個章節。別擔心！即使不讀這一章還是可以順利瘦下來的。

人體的醣類迴路一旦遭到阻斷，脂肪酸便會取代醣類開始分解轉化成身體能量。此時，肝臟產生的代謝產物便是酮體。酮體是丙酮、乙醯乙酸及β-羥丁酸的總稱。體內一旦沒有醣類，人體會切換至脂質代謝迴路。

體內一旦沒有醣類，人體會切換至脂質代謝迴路。首先，脂肪細胞中的中性脂肪會分解成「甘油」及「脂肪酸」輸送到全身。甘油雖然會在肝臟分解轉換為醣，但脂肪酸會為肌肉等組織吸收，剩下的則送往肝臟。脂肪酸的狀態下未被肝臟利用的部分，因為要轉提供給臟器使用，故會被進一步分解，酮體正是分解過程中生成的產物。最新研究報告顯示，酮體生成時會同步啟動長壽遺傳基因。

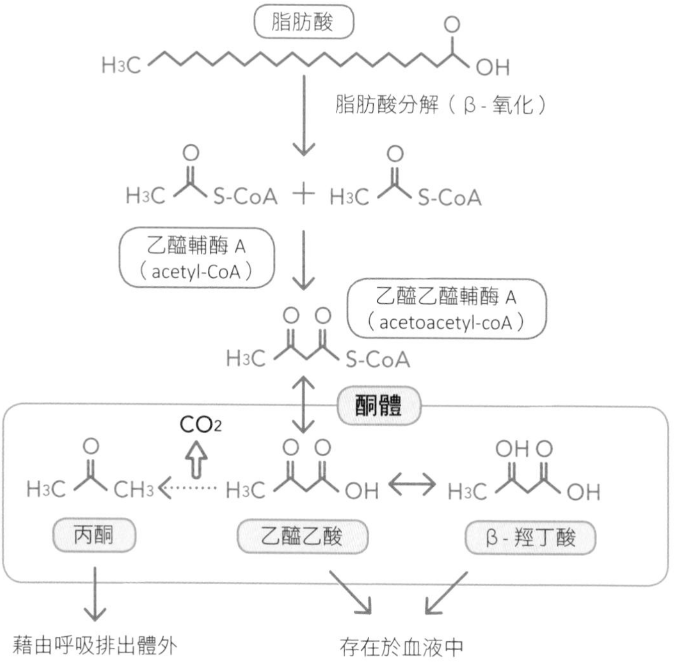

酮體生成環境在肝臟細胞內的粒線體。而長鏈脂肪酸要進入粒線體須借助羊肉、牛肉等紅肉中富含的左旋肉鹼（L-carnitine），才能順利進入。

酮體可自由的通過細胞膜，並不需要特殊轉運蛋白，因此很容易經由血液輸送到其他臟器，供骨骼肌、心臟、腎臟等臟器利用。順帶一提，椰奶、椰子油所富含的中鏈脂肪酸不需肉鹼即可進到粒線體，這也是何以它能作為啟動酮體迴路的火種。

此外，酮體跟葡萄糖一樣可穿透血腦障壁，在腦神經元作為大腦的能量來源。

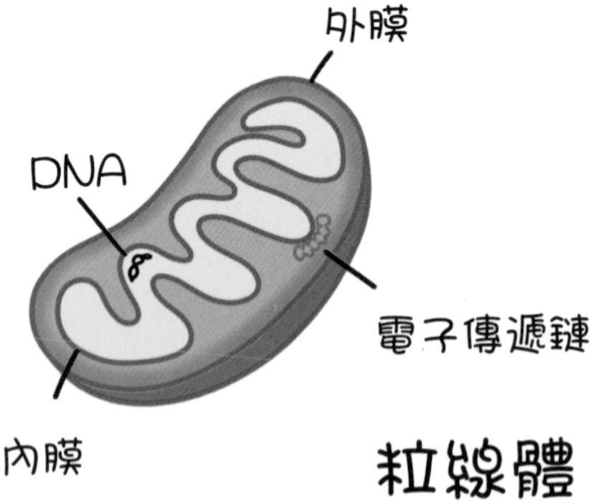

粒線體
剖面圖

CHAPTER 2

不必想得太複雜，
只做這個就ＯＫ！
「麻生式減醣低碳飲食」
紙上集訓

本章將詳細介紹如何確實啟動酮體迴路，且持續讓迴路保持運轉的方法。讀者會明白，執行「麻生式減醣低碳飲食」過程中的哪個時間點應該做些什麼。第二章的內容就彷彿是讀者「僅此一週的紙上集訓」，一起加油吧！

基本規則

1

首先考慮的是每日攝取的蛋白質量

①飲食的一半攝取肉類、魚類、豆類、蛋等蛋白質

⇩每1公斤體重，攝取1.2～1.6克蛋白質

②接著攝取葉菜類蔬菜、藻類、蕈菇類400克以上

⇩目標攝取水溶性膳食纖維＋非水溶性膳食纖維＝20克以上

③攝取Omega-3脂肪酸1大匙

體重 60kg 的人每日攝取量

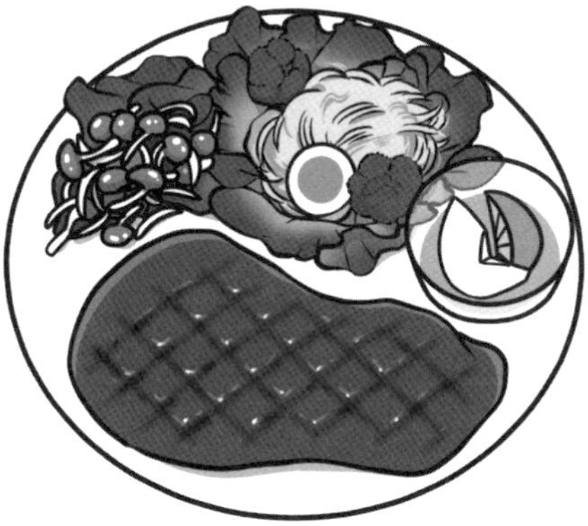

肉類 360 ～ 480g、蔬菜（葉菜類、藻類、蕈菇類）400g 以上、Omega-3 脂肪酸 1 大匙

根據體重計算出攝取量
蛋白質量≠肉類的量

蛋白質的每日應攝取量相當於每1公斤體重換算1.2克～1.6克蛋白質。**但要注意的是，肉類100克並不等於蛋白質含量100克（請參照P147）**。一個體重60公斤的人，每日須攝取72～96克的蛋白質。由於肉類或魚類淨重量大約百分之二十是蛋白質量，換算成食品重量約為360～480克。一天分數次攝取可提高吸收利用率，但切記這並非數字加總遊戲，也必須同時監控除脂肪體重。

「麻生式減醣低碳」一日菜單範例

簡單烹調簡單吃，蛋白質跟蔬菜一樣多

麻生式減醣低碳餐是肉類、魚類等蛋白質，加上等量的葉菜類蔬菜的豐富組合飲食。「蛋白質」及「葉菜類蔬菜、藻類、蕈菇類」在比例上幾乎各占一半。「儘量活用食材本身特性，極簡調味」是麻生式飲食烹調的特色。

調味不用複雜，直接生食或稍微烤一下、燙一下就好。調味只需鹽、胡椒等調味料用到最少。簡單到可能有人覺得：「真的假的，這樣就好了？」成功瘦身20公斤的我敢跟各位保證，是的！這樣就好！

用「原始時期的人們都是怎麼吃的？」去思考或許更容易想像。以簡單的烹調方式攝取必需營養素，分量上盡可能保持早上最豐盛、晚上有控制。原始時期的夜晚應該來得比較快，因此在習慣上也儘量符合原始人類作息。

p129

早上

納豆起士歐姆蛋
酪梨、綜合生菜沙拉

納豆含豐富異黃酮，特別建議女性朋友可以多吃。酪梨是水果當中醣類含量最低的優質食材，跟其他食材可說是百搭。

蛋白質含量 25.8g、醣類含量 4.4g

p129

中午

異國風味涮牛肉沙拉

作為蛋白質來源的肉類，含有豐富的左旋肉鹼，有助充分燃燒脂肪。記得搭配足量的葉菜類蔬菜一起吃下肚。簡單調味較能凸顯食材的特色。

蛋白質含量 31.8g、醣類含量 1.4g

p130

晚上

自製棒棒雞風味沙拉

搭配沙拉用的雞肉，只需事先備好一定的量，就能搭配各種料理。建議使用自製的無醣醬汁。雞胸肉含有豐富的抗疲勞物質「含組氨酸的二肽」（Imidazole dipeptide）。

蛋白質含量 25.6g、醣類含量 1.0g

合計

蛋白質含量
83.2g
醣類含量
6.8g

基本規則

2

首先，完全斷醣一週。之後可稍微鬆綁解禁

- 第一週為導入期。狠下心來徹底斷醣！
- 減重期稍微鬆綁解禁
- 維持期酌量提升攝取

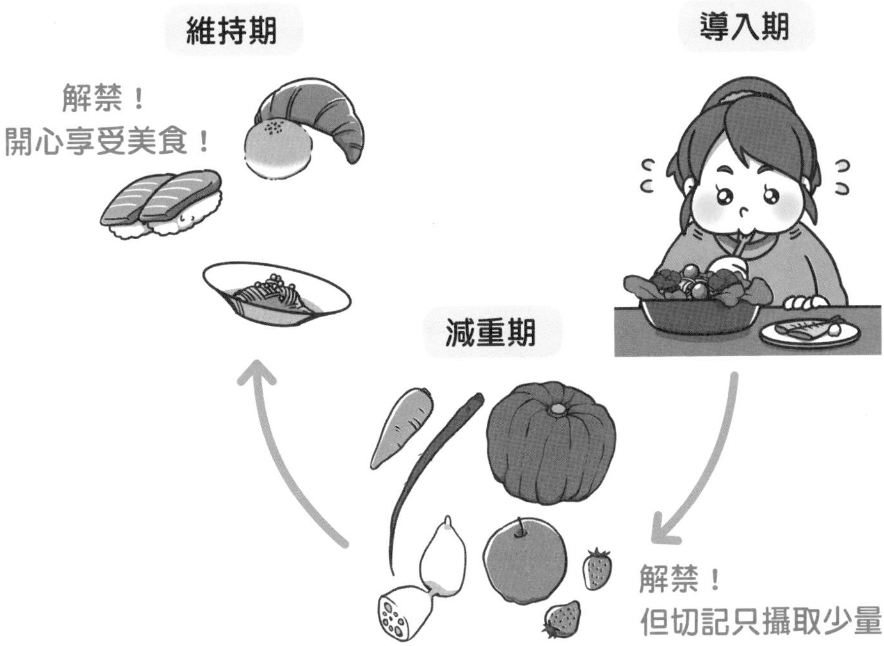

一點一滴增加醣類攝取，開心保持下去！

頭一個星期一定要狠下心來把醣類斷得乾乾淨淨，**包裝上寫無醣但吃起來會甜，或感覺得到甜的統統ＮＧ！**儘管每個人對甜味的感受有個別差異，但只要大腦一察覺到「好甜！」就可能會釋放胰島素。

減重期可以吃一些根莖類蔬菜或甜味蔬菜，水果的話只要分量控制得宜，可以解禁吃一點。進入維持期之後，如果真的很想吃碳水化合物，一個月一次大快朵頤也無傷大雅，因為通常到這個階段味覺應該已經變了。

基本規則

3

事先掌握OK可吃與NG不可吃的食材

● 確認醣類與蛋白質的含量

● 醣類一餐最多攝取20克

● 調味料及根莖類蔬菜的醣類含量意外的高，千萬要小心！

導入期 OK 可吃食材

牛、豬、雞、羊等一般肉類

一般海鮮類

蛋

黃豆（45 歲以上女性攝取量無上限）
成分無調整豆漿

奶油、植物油

⇒ 不加熱食用時，建議攝取含 Omega-3 脂肪酸的油類，如亞麻仁油、荏胡麻油（紫蘇油）青背魚油脂等（※ 注 1）

椰子油（1 天 2 大匙）、椰奶（1 天 6 ～ 10 大匙），作為啟動酮體迴路的潤滑劑（P70）

葉菜類蔬菜、藻類、蕈菇類

含醣較少的水果（檸檬、酪梨、柚子、柳丁等）、起士、堅果類（杏仁、核桃等。須留意腰果含醣量高，一天最多吃 50g）

燒酎、伏特加等蒸餾酒、不甜的葡萄酒（※ 注 2）

醣類含量少的調味料（鹽、胡椒、美乃滋、香草類）

※ 注 1：背部呈現青綠色的魚種，如鯖魚、鮪魚、沙丁魚、竹筴魚、秋刀魚等都屬於青背魚。

※ 注 2： 發酵後殘糖量控制在 4g/L 以下的葡萄酒，又稱干型酒。

導入期 NG 不可吃食材

米飯、麵類、義大利麵、麵包等碳水化合物

一般零食點心

醣類含量高的根莖類蔬菜、塊莖類蔬菜（芋頭、馬鈴薯、地瓜等）

含麵粉的加工食品

含醣的調味料（砂糖、味醂、番茄醬、醬料、市售沙拉醬、咖哩或奶油燉菜的麵糊）

牛奶、優格（因為含乳糖）

果乾

市售果菜汁、果汁、含人工甜味劑的飲料

啤酒、日本酒、梅酒、紹興酒等釀造酒

水果風味燒酎調酒或雞尾酒等甜味酒精飲品、甜葡萄酒

STEP 1

導入期

總之，這一週就是關鍵！「麻生式減醣低碳飲食」能否成功，取決於這關鍵的一週能否順利撐過去。若是老給自己藉口：「哎呀，吃一顆糖果應該還好吧！」、「人工甜味劑的話應該可以吧！」，易瘦迴路（酮體迴路）一不小心就被你切斷了，務必要小心！來吧！徹底斬斷對醣類的依戀，就此啟動易瘦迴路吧！

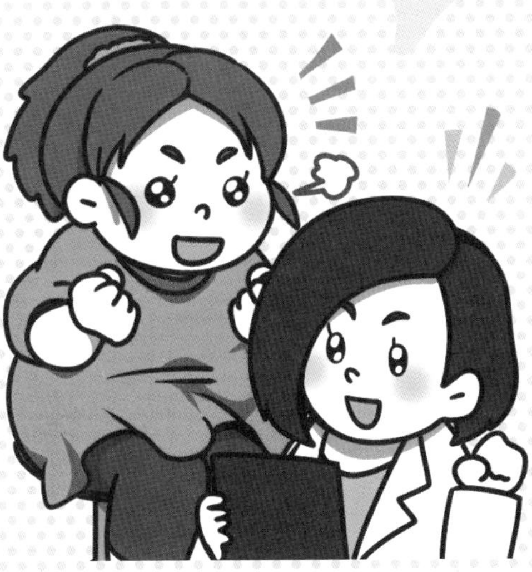

導入期 01

利用這一週，拋下對「甜食」的執著！

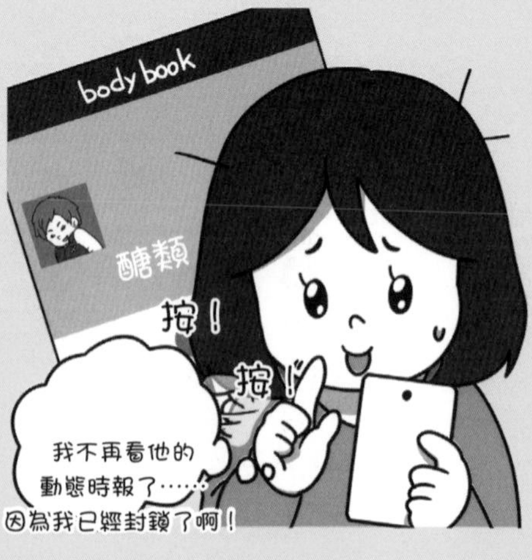
body book
醣類
按！
按！
我不再看他的
動態時報了……
因為我已經封鎖了啊！

不替自己找藉口！克制到底！

就我進行飲食指導的經驗，印象中會把「因為、可是、反正」掛在嘴邊的人，大部分都胖胖的。嘴巴喊著：「都做到這個程度了，到底為什麼？」

這類看不到成果的人，都宣稱自己沒有攝取醣類，但再往下仔細問就發現，「我剛剛……試吃了甜點」或「呃……我以為只有一點點應該不要緊」等ＮＧ事項紛紛露出馬腳。

沒吃碳水化合物、甜食心裡老覺得不踏實或容易焦慮的，很可能就是醣類中毒。因為醣類具成癮性，一吃下大腦便會釋放出名為多巴胺的快樂物質，讓人愛不釋手。

但即使是醣類中毒者，只要下定決心拚命撐過斷醣這一週，身體會漸漸開始習慣沒有醣類。請務必向碳水化合物與甜食徹底說再見一週。只要這麼做，絕對能順利啟動易瘦迴路（酮體迴路）達到入酮狀態。

導入期 02

暗號：「咦？這個食物，原始時代就有了嗎？」

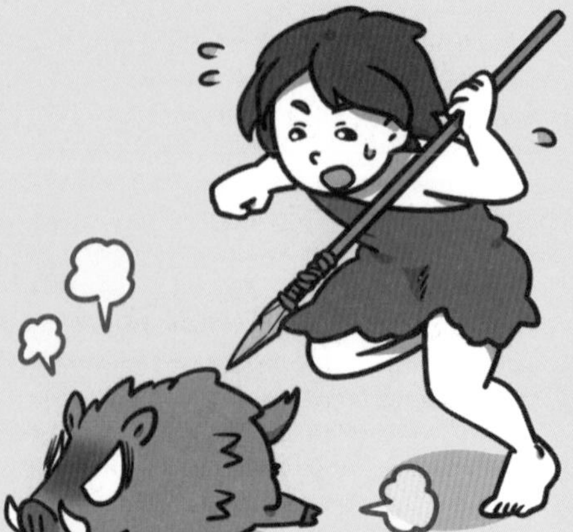

正確選擇食物即可控制飲食

原始時代沒有米飯、麵包跟麵點這類食物，飲食習慣相對簡單，只有偶爾食用狩獵取得的動物肉。

所謂的「麻生式減醣低碳飲食」，說得極端一點就是讓人們「回歸原始時代」。**總歸一句就是記得，排除「加工」，盡可能以最簡單的方式吃。**

在萬事都便利的現代生活中，只要肚子餓了想吃東西，食物幾乎二十四小時全天候唾手可得。近來減醣低碳風潮席捲之下，市面充斥各種標榜著低醣的食品，如低醣甜點、低醣麵包、低醣杯麵等……但這些食品肯定缺乏蛋白質，此外，還得擔心食品添加物的問題。

當煩惱究竟該吃什麼好時，試著去想想：「咦？這個食物，原始時代就有了嗎？」

「麻生式減醣低碳飲食」要成功，身在便利商店「正確選擇食物」便至關重要。

導入期
03

用「原始人餐盒」滿足口腹之欲吧！

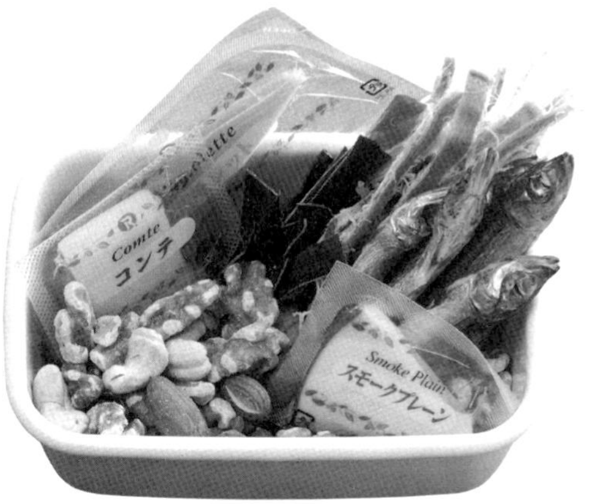

原始人餐盒。選擇感覺在原始時代也吃得到的食物

把超商「下酒菜專區」的小魚乾跟堅果當零食點心

嘴饞或偶爾肚子有點餓時，試試看把小魚乾、昆布、堅果、魷魚乾等「感覺在原始時代也吃得到」的食物，拿來代替零食。

一天分量大概抓50克，把這些食物裝進保鮮盒裡，帶出門很方便。

我把這稱為「原始人餐盒」，嘴饞就拿出來吃一點。還有一口大小包裝的天然起士或調味鵪鶉蛋也很好吃喔！

導入期
04

開始的第一週
不要站上體重計量體重

與其站上體重計患得患失，不如不看！

導入期是身體處於把醣類迴路切換至酮體迴路，打造可「增加肌肉量、燃燒體脂肪」身體的準備期。

所以，這段期間不一定能減輕體重。再加上年輕女性原本吃的量就不多，採取麻生式「多吃的節食法」攝取充足的蛋白質及蔬菜，導入期的體重，甚至還可能略微增加呢！

說穿了，導入期體重停滯或甚至增加一些都不必太在意。與其把注意力擺在體重，倒不如想辦法降低「體脂肪」跟維持「除脂肪量（肌肉量）」比較重要。

不過，對那些無論如何都在意得要命的人來說，這一週乾脆把體重計收起來比較實在！有一種醫療用品叫做「尿酮檢測試紙」，可檢測身體是否已入酮。對我來說與其去站上體重計，還不如把時間拿來檢查自己入酮了沒比較開心。

導入期 05

用椰子油或椰奶去除酮鏽疏通酮體迴路

中鏈脂肪酸可去除頑固酮鏽

如果發現自己始終無法入酮（試紙沒變色或進入減重期體重還降不下來），正是酮體迴路已經生鏽的證據。

這時候，需要攝取一些椰子油或椰奶疏通一下酮體迴路。這些油含中鏈脂肪酸成分，有助於體內更容易產生酮體，去除迴路中的酮鏽，並扮演點燃酮體迴路的火種角色。

選購椰子油時，建議挑選中鏈脂肪酸比例較高（60～80％）且低溫冷壓的油品，可保留椰子油天然營養。椰子油可以加熱，所以也可加入咖啡等飲品之中，或作為異國風味料理的烹調用油。

椰子油一天可攝取2大匙，椰奶則可攝取6～10大匙，每隔三到四小時攝取一次。

椰子油帶有微甜香氣，一般而言接受度頗高。一旦發現身體已順利入酮，體重也開始往下掉時就請停止攝取。

吃了椰子油還是無法順利入酮的話，那就改嘗試ＭＣＴ油

中鏈脂肪酸是百分百的強大盟友

如果發現即使吃了椰子油跟椰奶也無法順利入酮，或就算導入期這一週徹底斷醣，體重卻動也不動時，就必須嘗試改以「ＭＣＴ油」作身體另一項誘發機制。

ＭＣＴ油是百分之百由椰子油的主要成分「中鏈脂肪酸」構成的超級油品。實不相瞞，ＭＣＴ的意思就是中鏈脂肪酸。

但ＭＣＴ油跟椰子油不一樣的是它不能加熱，但因為它無色無味又清爽，可以試試看，把油淋在葉菜類蔬菜上，取代沙拉醬。ＭＣＴ油，可說是強制導入酮體迴路的強大盟友。

在多數狀況下，再嚴重的酮鏽只要斷醣一週，至多兩週通常就能順利入酮。如果覺得不對勁，千萬別自己逕行判斷，請務必尋求醫師及專家的專業意見。諮詢後再開始用ＭＣＴ油也不嫌晚。

導入期
07

每日建議攝取量
一天「雙手手掌大小」為基準

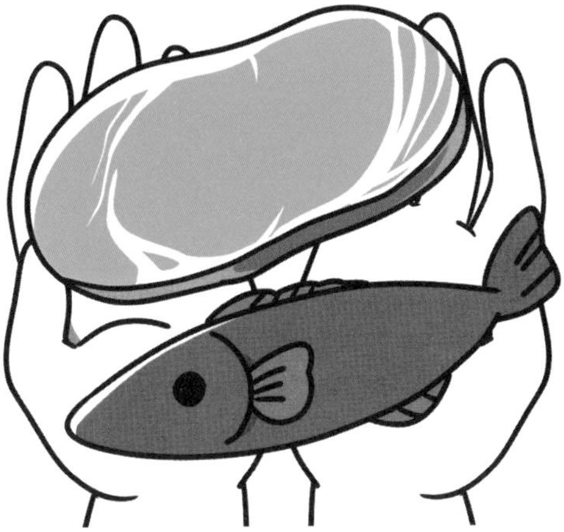

不必精確計算分量，看個大概就OK！

以肉類換算一日所需蛋白質量，一個體重60公斤的人，每日需攝取360～480克肉類，但老實說每天這樣斤斤計較的算實在很麻煩。所以我建議大家只看「大概的量」就夠了。

肉類或魚類攝取量大約是「雙手手掌大小」，**建議用「雙手攤開的大小」去感覺攝取量**，差不多就是基準量。葉菜類蔬菜、蕈菇類、藻類的每日攝取量須比雙手手掌的大小還要多。一天分次吃足這個分量即可。

導入期間，紅肉吃到飽！

食材中的左旋肉鹼含量（mg）

每分可食用部位 100g

食材	左旋肉鹼含量
羊肉	189
牛肉	131
豬肉	70
雞肉	30
鮪魚	4.5
秋刀魚	17

資料來源：日本營養食糧學會誌／日本食肉消費綜合中心統計

積極攝取
牛、羊等紅肉

導入期除了斷醣，還是個多多攝取身體所需營養素的「塑身」時期。必須攝取的三大類食物為①蛋白質，②葉菜類蔬菜、藻類、蕈菇類，③ Omega-3 脂肪酸油類，而**蛋白質中我最推薦的是紅肉**。

紅肉中富含有助於燃燒脂肪的左旋肉鹼（L-Carnitine），牛肉跟羊肉的左旋肉鹼含量特別高，所以大家在導入期一起認真吃紅肉吧！

導入期
09

沙拉淋上Omega-3油

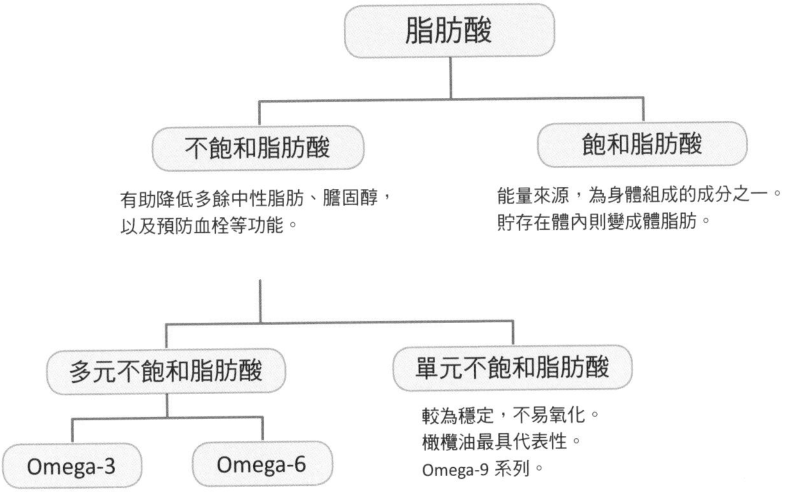
脂肪酸
不飽和脂肪酸
飽和脂肪酸
有助降低多餘中性脂肪、膽固醇，以及預防血栓等功能。
能量來源，為身體組成的成分之一。貯存在體內則變成體脂肪。
多元不飽和脂肪酸
單元不飽和脂肪酸
較為穩定，不易氧化。橄欖油最具代表性。Omega-9 系列。
Omega-3
Omega-6

每天都要攝取 Omega-3 脂肪酸

「油的卡路里太高了會胖！」這是錯誤的飲食控制迷思。

如果指的是油炸後氧化的回收油或反式脂肪這些吃不得的油類，的確是事實沒錯；但在「麻生式減醣低碳飲食」中，我希望大家每天都務必要攝取一種油——必需脂肪酸Omega-3脂肪酸。小型魚、青背魚富含EPA、DHA，而**植物油中的亞麻仁油、紫蘇油、印加果油、奇亞籽油等都含有豐富的Omega-3脂肪酸。**

導入期
10

含醣調味料，流放到廚房以外的地方一週吧！

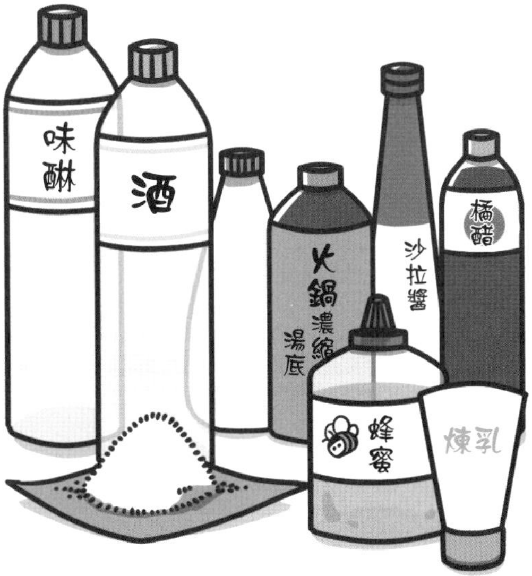

陷阱！市售沙拉醬跟醬料、番茄醬含醣量超驚人！

千萬小心！醣類滿滿的加工調味料！

即使再怎麼小心選擇食材，但調味料很常讓人一不小心就誤判。先不談一看就知道含醣的白砂糖、味醂，其實料理酒的含醣量也很驚人！另外像是日式麵汁（麵之友）等方便的加工調味料也加了不少高果糖玉米糖漿，所以導入期這一週，把這些調味料統統收起來「流放」到廚房以外的地方吧！

導入期間唯一可以吃的加工調味料是美乃滋。不過，低卡美乃滋為了做出美乃滋的濃郁感，往往會添加醣類，在選購時務必要小心！

懶一點OK啦！簡單料理，品嘗食材本來滋味

不費工的料理就對了

談到飲食控制，光想那些麻煩的計算、用量跟烹調方式就一個頭兩個大的人其實不在少數。

好消息是，「麻生式減醣低碳飲食」只要記住，雙手手掌打開大小分量的蛋白質跟葉菜類蔬菜、蕈菇類，以鹽、醬油為調味基礎，用烤的或煮一煮就好。如同前面我們提過的暗號「咦？這在原始時代有嗎？」同樣的，烹調方法也是如此，越簡單越好。**一言以蔽之，成功的祕訣就是這種懶人料理。**

書中建議的食譜，完全沒有油炸或漢堡排這類費工的料理。先不提麵衣或用來增加食材黏稠度的麵粉或麵包粉也含醣，一種飲食法食譜如果不夠簡單、無法讓人方便快速準備的話，要堅持下去實在是太難了。一天下來累得要命還要做飯，真的很麻煩！飲食法的重點不在於調理方式，而是攝取食材中的營養，導入期就用可輕鬆準備的懶人料理撐過這一週吧！

導入期
12

理想的進食順序「蔬菜優先」

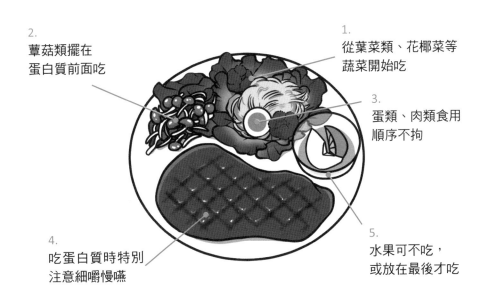

1.
從葉菜類、花椰菜等
蔬菜開始吃
2.
蕈菇類擺在
蛋白質前面吃
3.
蛋類、肉類食用
順序不拘
4.
吃蛋白質時特別
注意細嚼慢嚥
5.
水果可不吃，
或放在最後才吃

幫助消化，保持血糖值平穩不急速上升

在「麻生式減醣低碳飲食」中，即使只有「一個餐盤」也有它的進食順序，蔬菜優先的原則下，進食時先吃葉菜類較理想。

蔬菜中含有水溶性及非水溶性膳食纖維。水溶性膳食纖維有具黏性的膠狀物質，在消化道中的移動速度較為緩慢，延緩醣類的吸收並緩和血糖上升。

此外，非水溶性膳食纖維吸收水分後會膨脹，因此有刺激消化系統，幫助通便的效果。

導入期 13

斷醣往後再延長一週，確實預防復胖

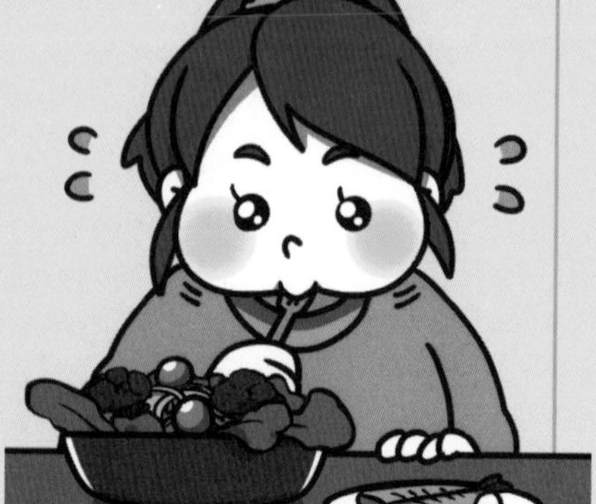

酮體迴路運作更順暢

導入期「拿出決心認真一週」的祕訣介紹即將進入尾聲，這一週後期的幾天是酮體迴路開啟，身體開始習慣的時期。然後你就會發現體重開始一點一點往下掉，進入到減重期。

但這當中也有人無法順利啟動酮體迴路，或者有人處於「差一點就要入酮卻始終無法完全入酮」的狀態，整套飲食法中就只有入酮速度會因人而異。

如果發現已徹底斷醣一週，體重卻依然不動如山，那麼就試試看將導入期延長一週。另外，那些意外輕鬆度過導入期這一週的人，或體重已經開始往下掉，但身體感覺好像再斷醣一週似乎也沒問題的人，可選擇將導入期往後再延一週。如果能徹底斷醣兩週，利用酮體迴路的能量代謝也會越來越上軌道，度過這段期間後，你的身體將轉變成「即使攝取些許醣類也不輕易復胖」的體質。

導入期
14

靠這分菜單奔向成功！
導入期一週完全複製食譜

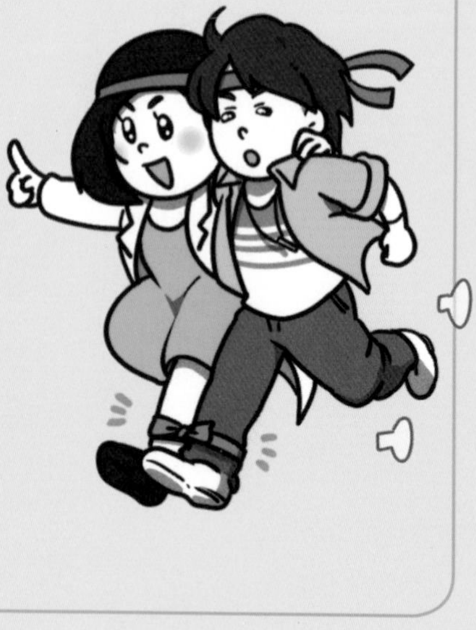

「完全複製」就OK！必瘦減醣低碳飲食

麻生式減醣低碳99%會成功的原因在於，我在書中附上可供讀者完全複製、按表操課的一週完整菜單（請參照自第112頁起）。因食物中潛藏「隱性醣類」或蛋白質攝取不足等理由，先前無法順利啟動酮體迴路的人，靠這分菜單就沒問題了！

讓我瘦下二十公斤的功臣「涮豬肉沙拉」完美詮釋減醣低碳飲食的理論。只要照食譜模仿就行了！請精準發揮回歸原始時代「懶人料理」的精髓。

我介紹的食譜基本上都能用分量好算、簡單料理也方便清理的「一個餐盤」來解決。考量食材的季節性，我準備了春夏及秋冬兩個版本。

春夏享用清爽的料理，而秋冬則以火鍋或湯品等暖身的料理為中心來設計食譜，同時也會為各位介紹一些可事先輕鬆備妥的沙拉雞肉、燙花椰菜等方便常備配菜。為避免採買食材時漏買，還附上一週食材採買清單跟補貨清單。

STEP 2

減重期

這一週你表現得很棒！此時，原本生鏽了的酮體迴路應該順利開始運轉了！接下來終於輪到燃燒自體脂肪的階段！你會發現在這個階段，體重神奇的往下滑。如果醣類攝取量可控制在一天60克以內，那麼吃一點也無傷大雅，原本禁止的食物也能慢慢一點一點解禁了！

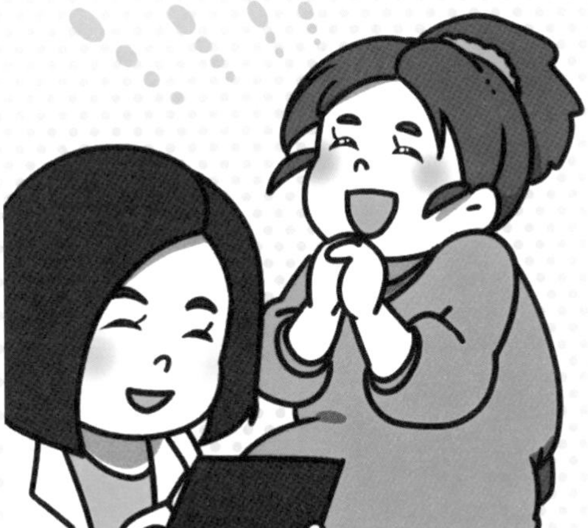

減重期 01

酮體迴路一旦啟動，接下來就是燃燒自己體內的脂肪！

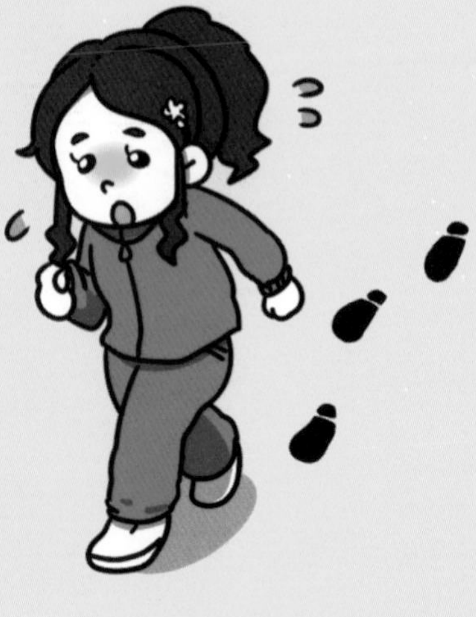

簡直就像中樂透，一路狂瘦！

導入期一週過後，身體變得較容易入酮。進入減重期，如果我們用買彩券做比喻，就像中樂透！燃燒脂肪的時間終於到了！只要持續吃減醣低碳飲食，附著在身上的多餘脂肪會持續燃燒，理想體重指日可待！

但是要注意的是**本階段重點在減少「脂肪量」，而非「除脂肪量（肌肉量）」**。肌肉是身體珍貴的寶物，每天都必須確實攝取蛋白質，維持肌肉量。減重期跟導入期加總起來估計約一個月時間，如果想繼續減重，請務必先跟像我這樣的飲食指導者進行專業諮詢。

另外，建議在減重期搭配走路等有氧運動，效果更佳，運動時更要特別留意攝取比平常更多的蛋白質。身體多長肌肉可有效提升基礎代謝，養成更容易燃燒能量（不易胖）的體質。

減重期
02

體重像溜滑梯般直線下降。關鍵在於「吃得正確，吃得多！」

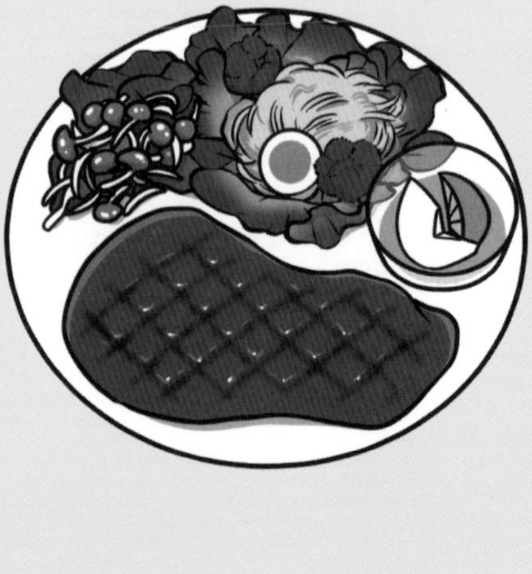

無論如何，蛋白質、蔬菜、Omega-3 每天都要吃好吃滿！

我做飲食指導時經常說：「沒好好吃東西是不會瘦的唷！」一開始大家都不太能理解我的話，但進入減重期後，每個人都瞬間秒懂紛紛跟我說：「老師，真的耶！」

體重直線下降又能健康的祕訣不只是斷醣，還得每天紮紮實實吃下足量的蛋白質、蔬菜、Omega-3 油。利用禁食、不吃來做飲食控制，會讓身體誤以為自己處於飢餓狀態，為了保命便「自作聰明」拚命貯存能量。但「麻生式減醣低碳飲食」卻是逆向操作，身體攝取足夠的必需營養素，基礎代謝提高，因醣類影響使血糖值忽上忽下的狀態也就不再產生。

執行麻生式飲食的人經常會來跟我說：「我現在都感覺不到空腹感了！」、「身體變得比較暖和！」、「餐後也不再昏沉想睡了！」、「身體不再浮腫了！」我衷心希望大家都有機會體驗到這麼棒的感覺！

減重期
03

酮體迴路運轉得越好，可吃的食物越多！

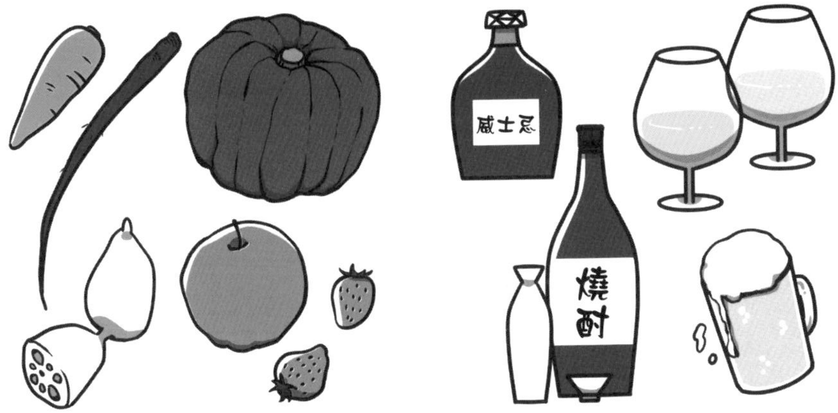

如果是蒸餾酒在導入期也可以喝，
但如果想什麼都不加純飲，請選擇零醣的酒。

用含醣食物在飲食控制期間稍作喘息

儘管斷醣是麻生式飲食的菁華所在，但一下子壓抑過頭反容易累積壓力。原先導入期間禁止食用的**根莖類蔬菜、無糖優格、純鮮奶油（只有乳脂肪）等，進到減重期後都可開始鬆綁少量解禁**。但是，分量須控制在減重期含醣量一餐20克以下。

我想應該不會有人把這些食物拿來取代正餐，只是先提醒大家小心。即使正在進行飲食控制也要適時稍作喘息，才能保持精神層面的健康。

生理期之前
控制不了甜食的欲望，
有可能是營養不足

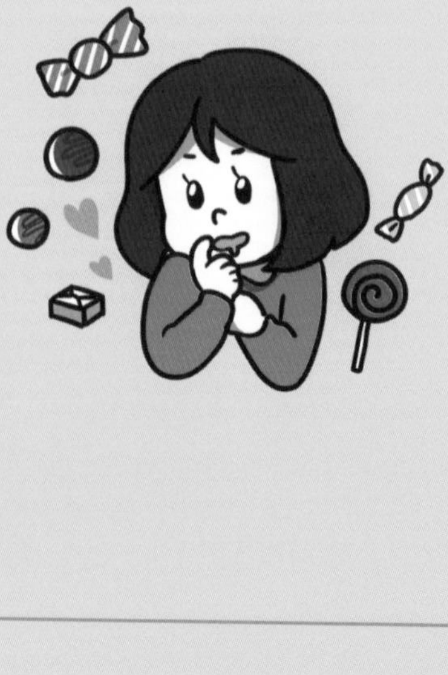

花點心思，甜點開心吃不是夢

許多朋友有生理期來前感到疲倦焦躁或頭痛等不舒服的經驗，總之就是跟平常的自己不太一樣。這時候真的不要勉強自己忍耐。所以，**我建議導入期還是避開生理期前跟生理期間比較好。**但只要順利進入減重期，攝取一點點醣類其實無傷大雅。生理期間就允許自己「嘗點甜頭」吧！

我推薦的私房甜點是「懶人版提拉米蘇」，只在一塊馬斯卡彭起士（Mascarpone cheese）撒上一層純可可粉就完成了。因為純可可粉不含砂糖，我自己偶爾也會吃零醣甜點撫慰一下自己。或在溫熱的椰奶加可可粉搖一搖當飲品也很好喝。巧克力的可可含量如高達八十或九十，亦可降低相對等量的醣類。

生理期前身體不適時之所以特別想要攝取醣，可能是因為蛋白質、維生素與礦物質攝取不足的關係（特別是鐵不足），建議讀者可重新檢視一下，平日是否攝取足夠的營養。

減重期
05

下點工夫，朝逐步開放外食前進！

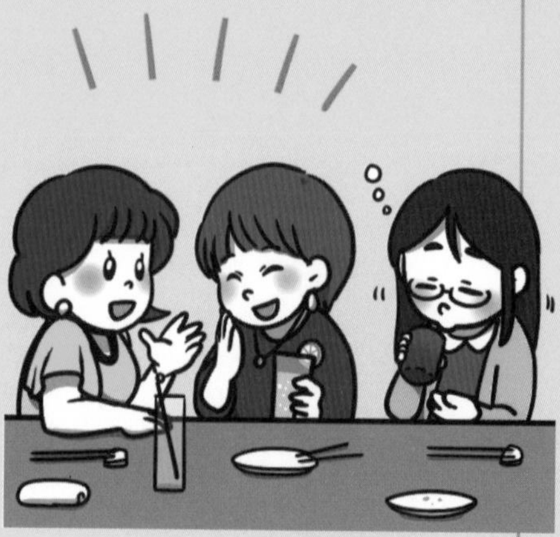

仔細挑選，你也有無醣的選擇

社交生活難免碰到推不掉應酬、不得不外食的情況。但導入期就這麼一週，我希望各位做到絕對避免外食！

但進入減重期就沒那麼嚴格了。只要不挑錯食物，不但能保有飲食控制的步調，還可享受在外用餐的樂趣（請參照第 186 頁）。

外食的選擇跟在家準備減醣低碳餐的標準相同。**將肉或魚簡單煎、烤一下做排餐，或烤魚、烤肉是你的最佳選擇。**調味料多少都加了醣，建議選擇醬汁較少或食物跟醬汁分開另外附的品項。去燒肉店用餐時不刷烤肉醬改選鹽燒。家庭餐廳用餐時，附餐的馬鈴薯或玉米留在盤子裡不吃。

義大利菜餐廳、法式餐廳、西班牙餐廳或居酒屋的菜單使用較多魚類跟肉類，選擇相對較多。至於用太白粉勾芡料理居多的中式餐廳，只要挑選菜單中沒有勾芡，儘量用簡單素材料理的品項，就可以放心大快朵頤！

STEP 3

維持期

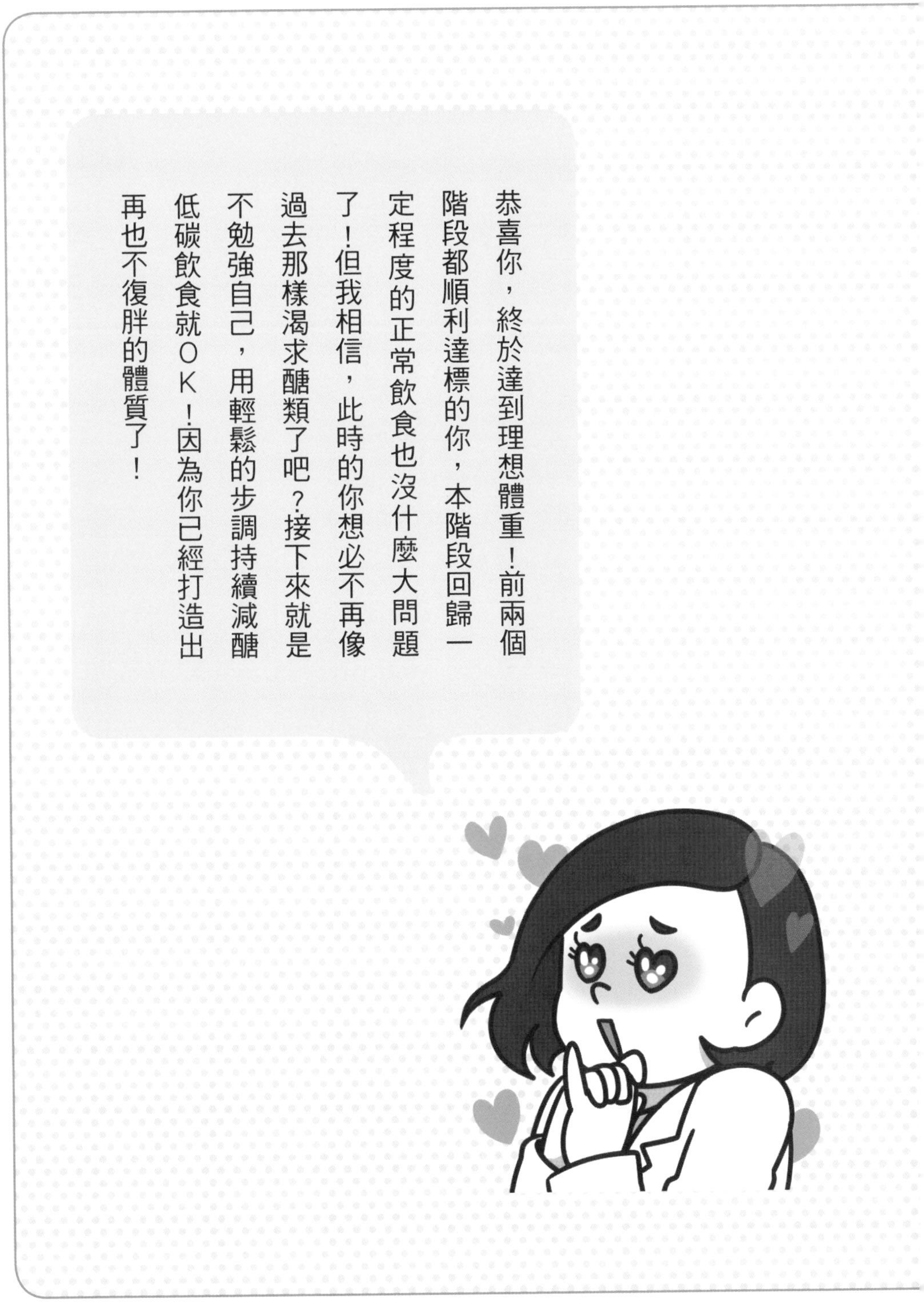
恭喜你，終於達到理想體重！前兩個階段都順利達標的你，本階段回歸一定程度的正常飲食也沒什麼大問題了！但我相信，此時的你想必不再像過去那樣渴求醣類了吧？接下來就是不勉強自己，用輕鬆的步調持續減醣低碳飲食就ＯＫ！因為你已經打造出再也不復胖的體質了！

維持期 01

解禁！可開始攝取
一餐50克左右的碳水化合物

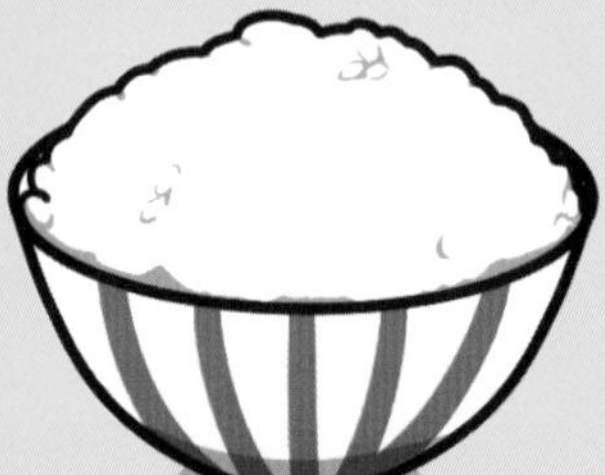

小心不復胖的同時也可適時適量享受醣類

要一輩子持續「麻生式減醣低碳飲食」固然沒有問題，但應該還是有不少人想恢復過去享受醣類的生活。**實際上，如果導入期、減重期都確實施行減醣低碳飲食，維持期階段的身體已經不太會受到醣類的影響了。**進入維持期，一餐攝取20克醣類已經完全沒有影響，20克的醣大概是三分之一碗飯的量。這裡的醣類指的是總碳水化合物扣除膳食纖維後的分量。

但可別因為很久沒攝取醣類就乘機大吃特吃，這麼做可是會復胖的唷！

不過，既然能一路過關斬將來到維持期，基本上身體已不會像過去那般執著於非醣類不可，也有能力判斷吃什麼好或吃什麼不好，此時減醣低碳餐理應上了軌道。

醣類不是萬惡的根源，只不過是以前攝取過多罷了。因此適時享受剛剛好分量的醣類倒也無害。

維持期
02

酒挑得好，品酒的樂趣少不了

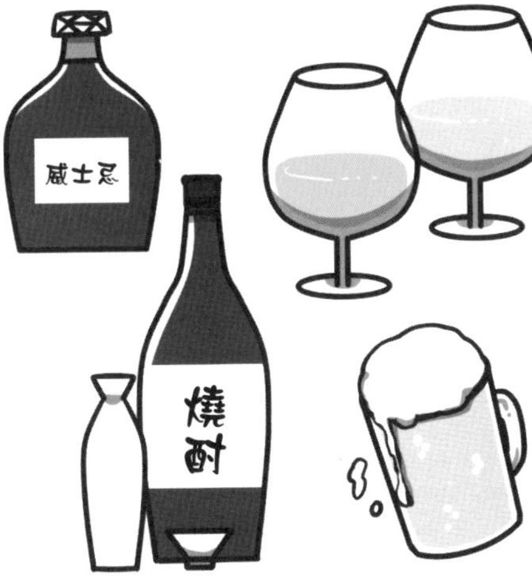

小心，標榜「零卡路里」或「無糖」都不是真的零醣！

含醣量較低的蒸餾酒跟不甜的白酒OK！

酒挑得好，不但享有品酒樂趣還能減醣。**可以喝的酒有零醣的威士忌、伏特加、琴酒及燒酎等蒸餾酒。**也可用無糖碳酸水、果糖含量較少的萊姆來調成角嗨（high ball）或琴瑞奇（Gin Rickey）等調酒。

不能喝的是啤酒、日本酒等釀造酒。以及，梅酒、紹興酒、甜的雞尾酒、燒酎調酒等酒類，都請能避就避。葡萄酒雖是釀造酒，記得選不甜的就可以。

維持期 03

壽司、義大利麵、麵包……一個月一次的犒賞！

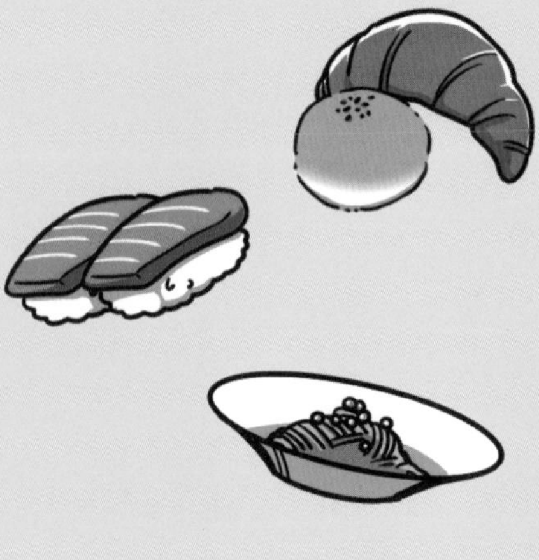

滿足內在渴望又舒壓！

「天啊，要我一輩子不吃義大利麵我絕對做不到！」、「拜託，就壽司！求求你讓我偶爾吃一次！」……

我想，無論誰多少都有一兩樣愛到無法割捨的醣類食物吧！像丼飯、拉麵、義大利麵、壽司、漢堡排等醣類加脂肪都要滿出來的美食，導入期絕對禁止，減重期也希望儘量避免，但進入維持期一個月一次的大快朵頤完全沒問題！偶爾還是要犒賞自己一下，把截至目前為止忍著不吃的量一口氣吃下肚的那一刻，那種「耶！吃到了！」的滿足感會瞬間爆棚。這種「大快朵頤日」將是日後持續「麻生式減醣低碳飲食」一個重要的喘息儀式。

不過，如果心思又轉向想吃減醣麵包、減醣麵等替代食品，就得非常小心極有可能再度陷入對醣的執著。難得犒賞自己的那天忘掉減醣沒關係，但可別去吃那些不上不下的替代品。別把米飯、麵包、麵等當作主食，把它當作是偶爾一次的「犒賞」吧！

維持期
04

三餐均衡比例

3（早）・2（午）・1（晚）或

2（早）・3（午）・1（晚）

精準調整節奏，讓「麻生式減醣低碳飲食」更臻完美！

理想上，原本一天飲食的均衡比重，是從早上到中午較高。

為什麼呢？因為人體運作機制裡，日出到中午啟動「代謝消費鍵（交感神經）」，而到夜晚或安靜休息時則啟動「休息鍵（副交感神經）」。**從原始時代直至今日，人體代謝的節奏始終如一。**

人體從早上到中午活動較多，必須攝取足量的蛋白質、維生素。但相對的夜晚身體代謝減緩，飲食需盡可能清淡、降低負擔，讓身體好好休息。

導入期沒有餘力考慮這麼多，「完全複製食譜」（第112頁）暫時都先排除三餐均衡的考量，畢竟導入期要習慣新的飲食方式已經夠忙了，如果還要顧及回歸身體代謝節奏恐怕會造成混亂。

但進入維持期理論上已相當適應麻生式減醣低碳，如果能趁此時回歸到原始時代身體代謝節奏的飲食生活，那就完美了！

CHAPTER 3

導入期的一週內，
一舉將成功率推高至 99%
完全複製食譜！

將蔬菜、海鮮的季節性納入考量，提供「春夏版」及「秋冬版」各一週分量、簡單好做的「單盤料理」食譜。先吃一週試試看，如果身體覺得舒服可再繼續，就試著再持續一週。

本章的使用方式

首先介紹春夏（P114～117）、秋冬（P120～123）一週分量的食譜。每道料理的食譜所對應的頁碼都清楚標註在編號底下。翻到食譜頁則會看到清楚的圖示對應到哪個季節早、午、晚三餐中的哪一餐。

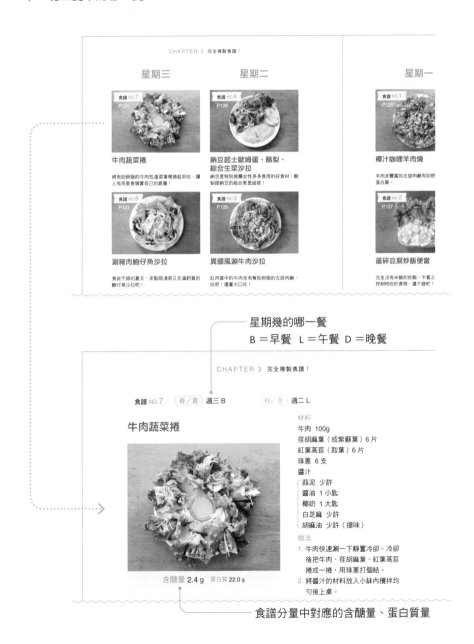

CHAPTER 3 完全複製食譜！

星期三

食譜 NO.7 P.131

牛肉蔬菜捲

將有助燃脂的牛肉包進菜葉裡捲起來吃，讓人有用美食犒賞自己的感覺！

食譜 NO.8 P.131

涮豬肉魩仔魚沙拉

食欲不振的夏天，來點既清爽又充滿鈣質的魩仔魚沙拉吧！

星期二

食譜 NO.4 P.129

納豆起士歐姆蛋、酪梨、綜合生菜沙拉

納豆是特別推薦女性多多食用的好食材，酪梨跟納豆的組合更是超搭！

食譜 NO.5 P.129

異國風涮牛肉沙拉

紅肉當中的牛肉含有幫助燃脂的左旋肉鹼。吃吧！儘量大口吃！

星期一

食譜 NO.1 P.126

椰汁咖哩羊肉燒

羊肉含豐富的左旋肉鹼有助燃蛋白質。

食譜 NO.2 P.127

蛋碎豆腐炒飯便當

完全沒有米飯的炒飯。乍看之控制時吃的食物，還不錯吧？

星期幾的哪一餐

B＝早餐 L＝午餐 D＝晚餐

CHAPTER 3 完全複製食譜！

食譜 NO.7 春／夏 週三 B 秋／冬 週二 L

牛肉蔬菜捲

含醣量 2.4 g 蛋白質 22.0 g

材料

牛肉 100g

荏胡麻葉（或紫蘇葉）6 片

紅葉萵苣（取葉）6 片

珠蔥 6 支

醬汁

蒜泥 少許

醬油 1 小匙

椰奶 1 大匙

白芝麻 少許

胡麻油 少許（提味）

做法

1. 牛肉快速涮一下靜置冷卻。冷卻後把牛肉、荏胡麻葉、紅葉萵苣捲成一捲，用珠蔥打個結。
2. 將醬汁的材料放入小缽內攪拌均勻後上桌。

食譜分量中對應的含醣量、蛋白質量

春／夏

醣類迴路⇩切換至酮體迴路最關鍵的一週！

善用春夏當季食材的一週菜單。精心設計讓胃口不佳的炎熱夏天也吃得下的精選菜色，細嚼慢嚥、吃八分飽為飲食的基本原則。

※除了這分食譜，還有基本的蔬菜組合（請參照P144），請務必在一天當中的飲食間找機會至少攝取一次。

星期一

早餐 BREAKFAST

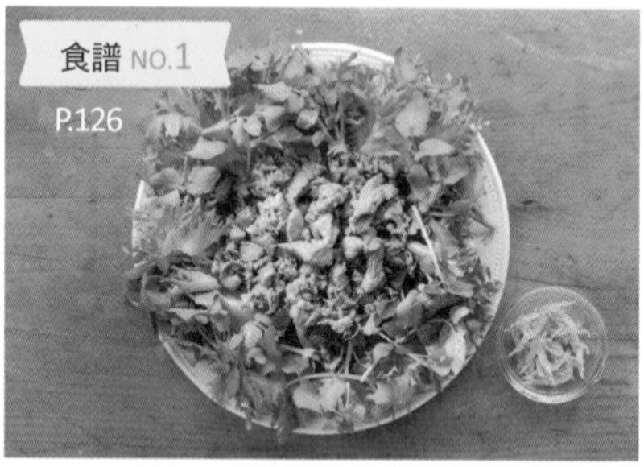

椰汁咖哩羊肉燒

羊肉含豐富的左旋肉鹼有助燃脂，是必吃的蛋白質。

午餐 LUNCH

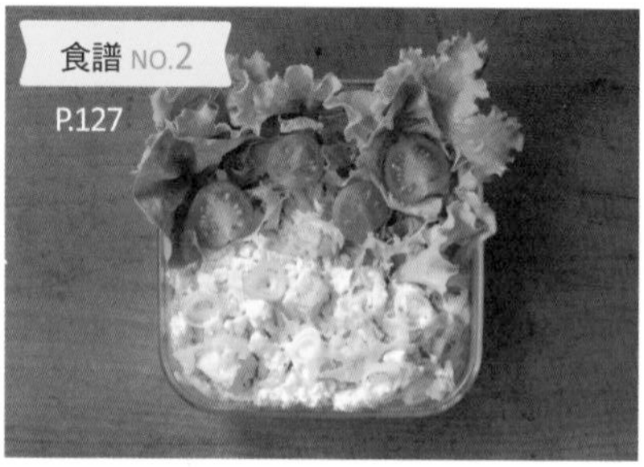

蛋碎豆腐炒飯便當

完全沒有米飯的炒飯。乍看之下不太像飲食控制時吃的食物，還不錯吧？

晚餐 DINNER

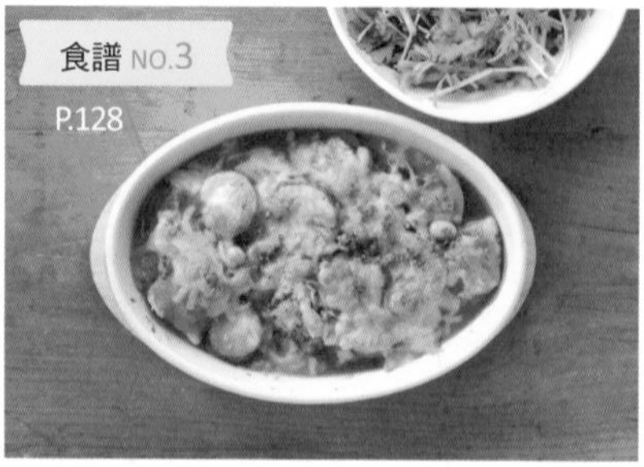

焗烤茄汁鯖魚

鯖魚罐頭讓你輕輕鬆鬆吃到必需氨基酸Omega-3。

星期二

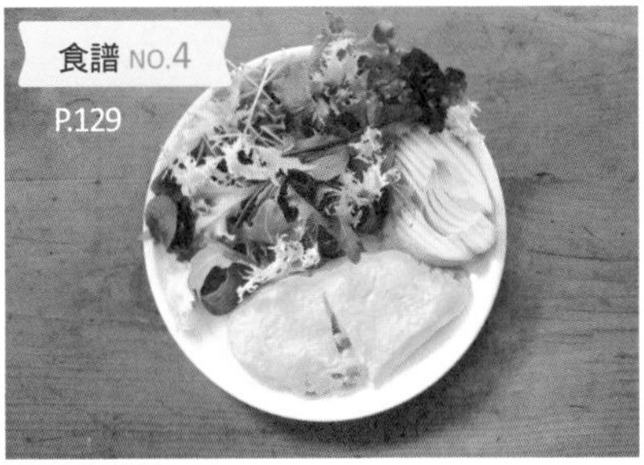

納豆起士歐姆蛋、酪梨、綜合生菜沙拉

納豆是特別推薦女性多多食用的好食材，酪梨跟納豆的組合更是超搭！

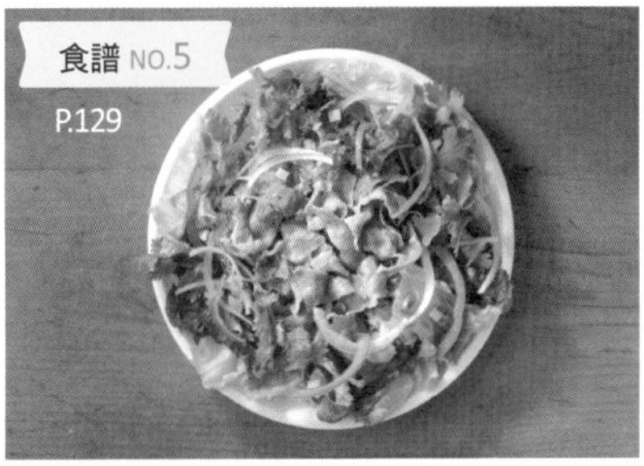

異國風涮牛肉沙拉

紅肉當中的牛肉含有幫助燃脂的左旋肉鹼。吃吧！儘量大口吃！

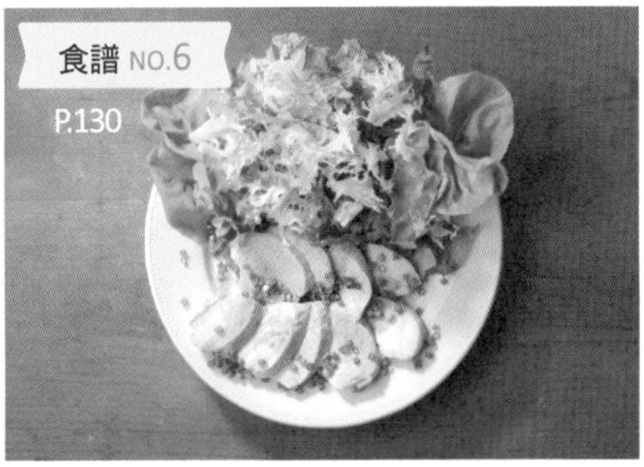

自製棒棒雞風沙拉雞

只要事先燙好沙拉雞備用，可運用在各式各樣不同的料理搭配。

星期三

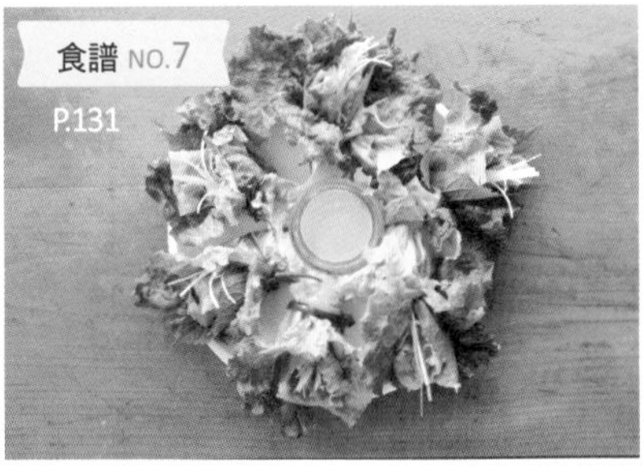

牛肉蔬菜卷

將有助燃脂的牛肉包進菜葉裡捲起來吃，讓人有用美食犒賞自己的感覺！

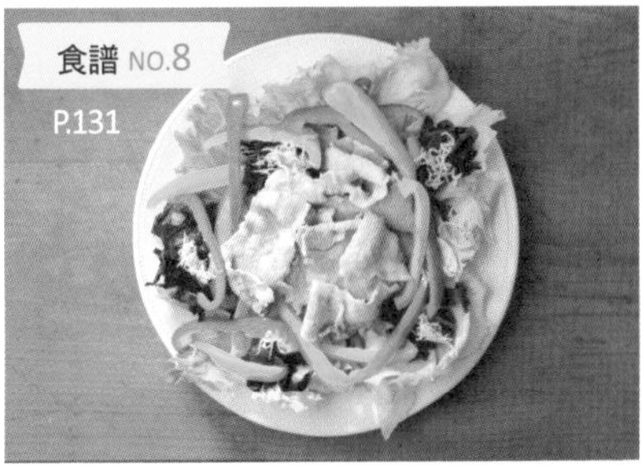

涮豬肉魩仔魚沙拉

食欲不振的夏天，來點既清爽又充滿鈣質的魩仔魚沙拉吧！

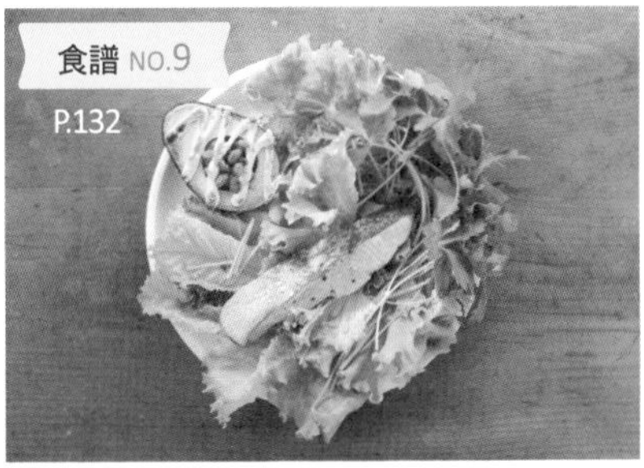

烤鮭魚佐焗烤酪梨

鮭魚富含可抗氧化的蝦紅素，記得使用新鮮鮭魚而非鹽漬鮭魚。

星期四

早餐 BREAKFAST

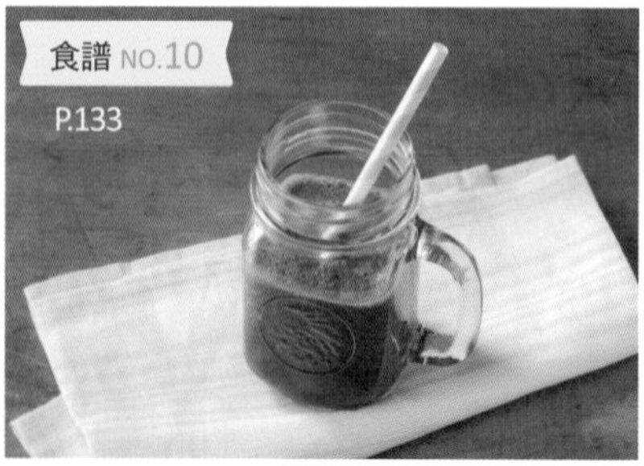
食譜 NO.10
P.133

麻生式 精選蔬果汁

使用營養價值高的香草製成蔬果汁，沒有奇怪菜味，清爽好入口。

午餐 LUNCH

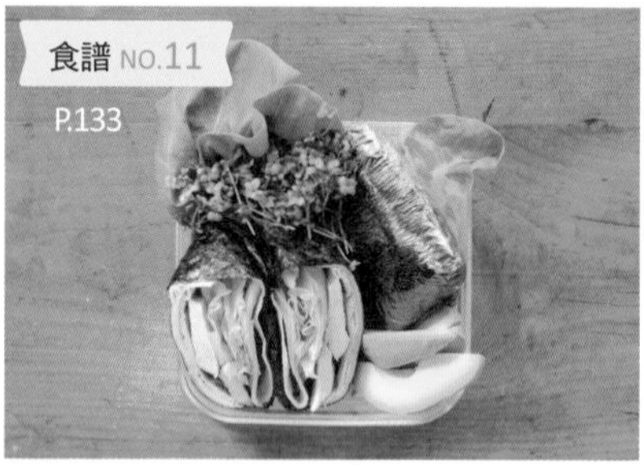
食譜 NO.11
P.133

減醣沙拉御飯糰便當

無米飯版的飯糰。有了這道，節食中也不容易被察覺。

晚餐 DINNER

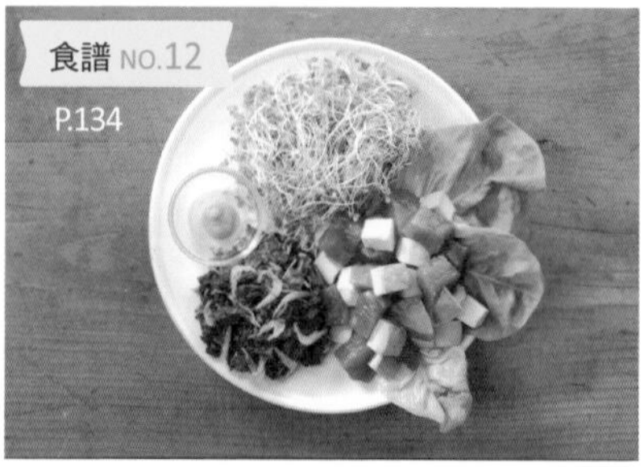
食譜 NO.12
P.134

酪梨鮪魚沙拉佐櫻花蝦拌麻芛

高鐵、高蛋白質、低卡路里的紅肉魚。用櫻花蝦補充鈣質。

星期五

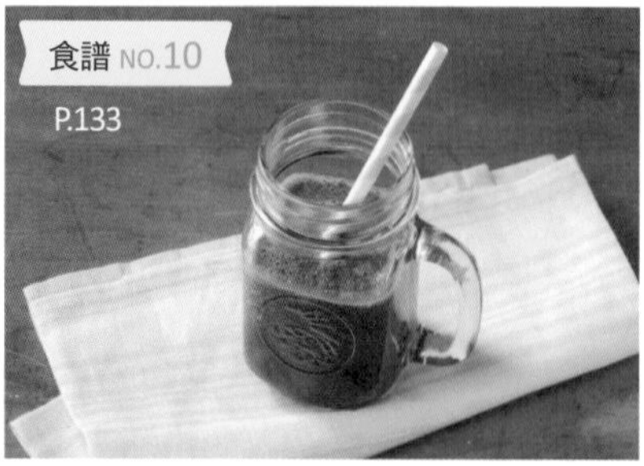
食譜 NO.10
P.133

麻生式 精選蔬果汁

如果覺得一杯飲品稍嫌空虛，試試看加上一顆水煮蛋或起士吧！

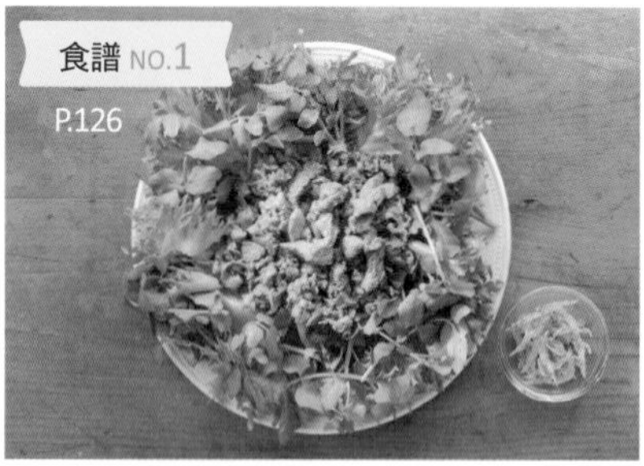

椰汁咖哩羊肉燒

多醃一點羊肉事先備妥，出場率超高的好用食譜！

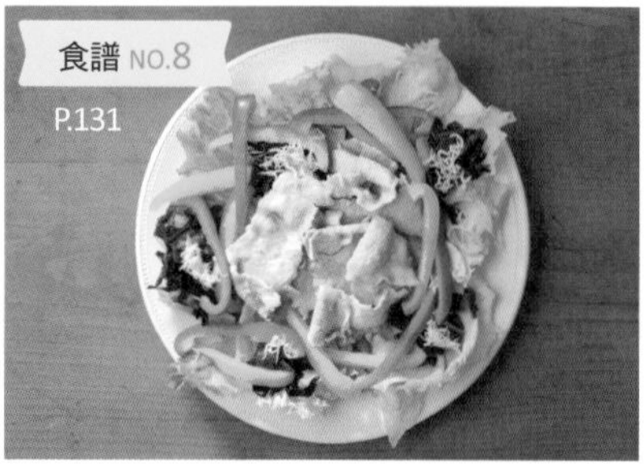
食譜 NO.8
P.131

涮豬肉魩仔魚沙拉

汆燙豬肉去除多餘脂肪就能清爽大口吃。

星期日

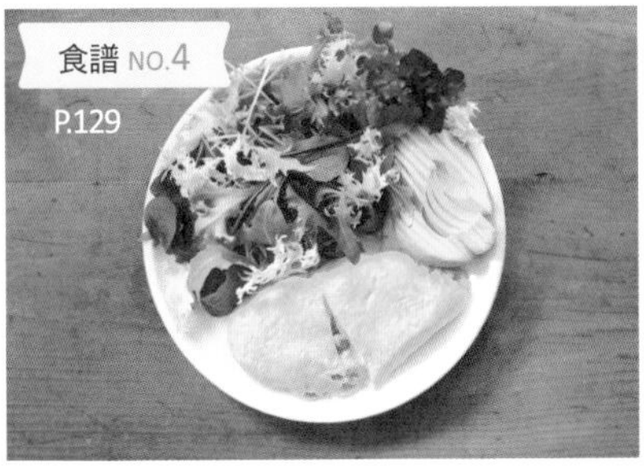

納豆起士歐姆蛋、酪梨、綜合生菜沙拉

納豆含有燃脂必須的鐵，更含有豐富的鋅。

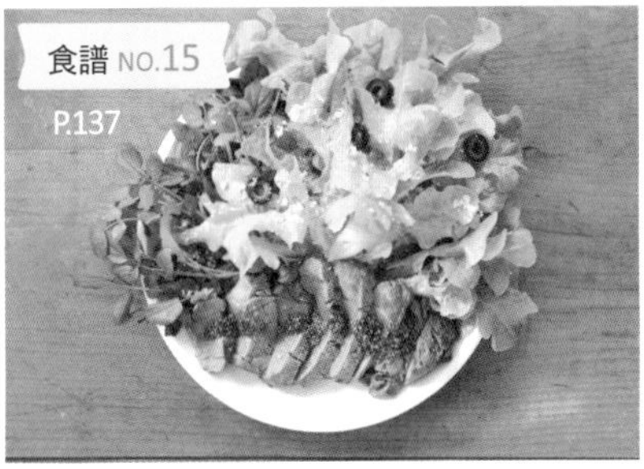
食譜 NO.15
P.137

菲力牛排佐西洋菜沙拉

每天都想吃含豐富左旋肉鹼的牛肉，生菜也要多吃一點喔！

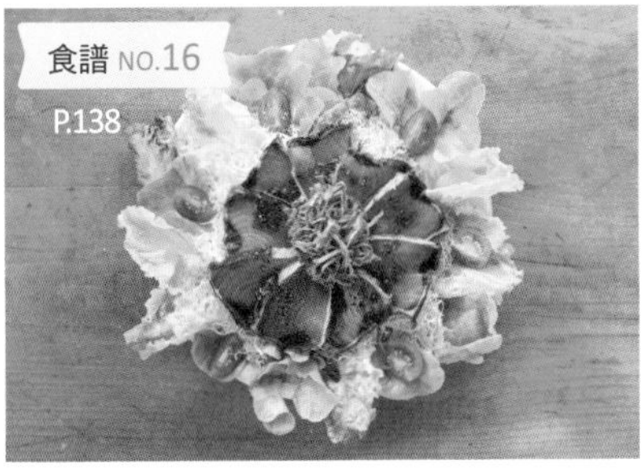
食譜 NO.16
P.138

黑芝麻醬鰹魚沙拉

黑芝麻含有芝麻素，鰹魚富含 Omega-3 脂肪酸及燃脂不可或缺的鐵質。

星期六

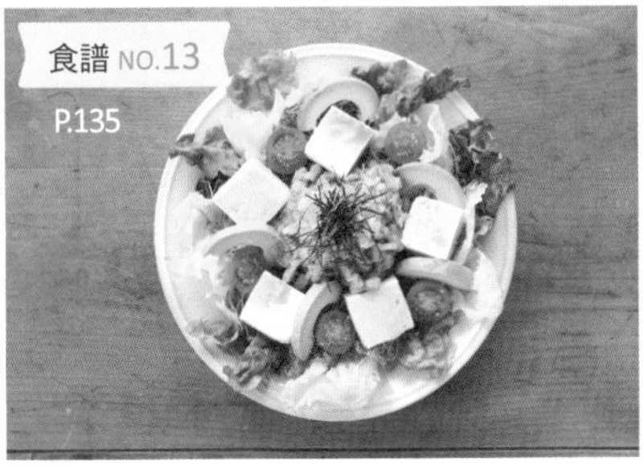
食譜 NO.13
P.135

豆腐、酪梨、納豆沙拉

巧妙利用植物性蛋白質一舉提升沙拉營養價值。

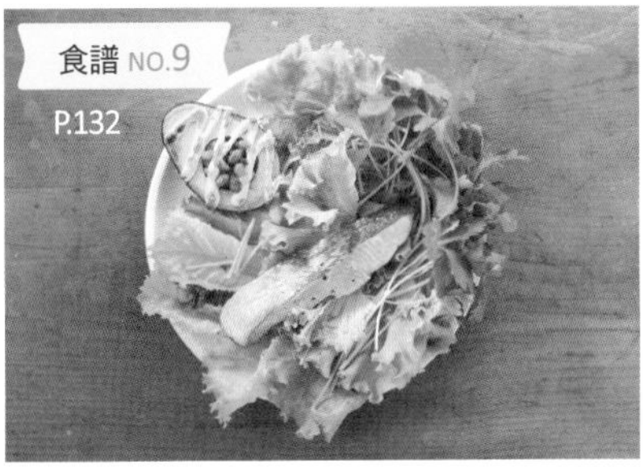

烤鮭魚佐焗烤酪梨

星期三的晚餐再次登場。酪梨去核後用納豆來填滿。

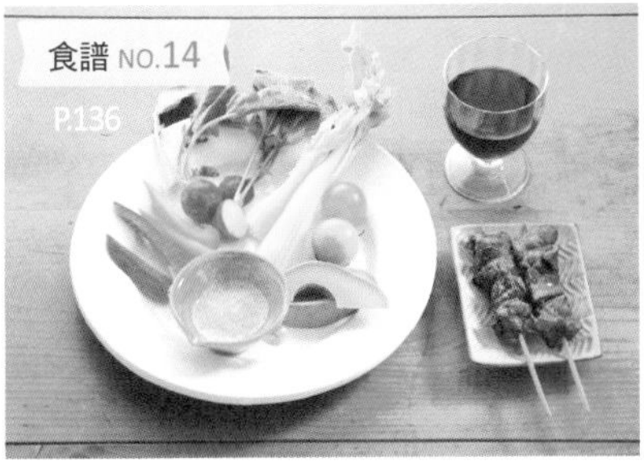
食譜 NO.14
P.136

雞肉串燒、季節蔬菜北義風鯷魚醬溫熱沙拉

吃串燒少不了雞肝，一支食材重量約 25 ～ 35 克，可吃上個四支。

春／夏

一週食材採買大作戰！

專為「只有週末才有空一次採買！」的人準備的完全複製採買清單。若一週一次買齊太累，可以挑中間找一天把缺的食材補足。

肉類

羊肉——250g
牛肉片——250g
牛腰肉——150g
豬肉片——300g
雞胸肉——1片（250g）※自製沙拉雞方便料理的大小請準備2片

魚類

新鮮鮭魚——2片（200g）
鮪魚——100g
炙燒鰹魚（半敲燒）——100g
水煮鯖魚罐——1罐（150g）

其他食材

蛋——7個
木棉豆腐——1個（300g）
刨絲起士——60g
切片起士——2片
納豆——4盒
乾燥海帶芽（裙帶菜）——70g
雞串——4支～（一定要含雞肝）

蔬菜類

奶油生菜——2顆（200g）
紅葉萵苣——2顆（500g）
綠橡萵苣——1顆（80g）
葉萵苣（不結球）——1/2個（80g）
苜蓿芽——1袋（100g）
西洋菜——3把（120g）
麻笋（黃麻嫩葉）——2把（200g）

常備食材＆調味料

調味料

鹽巴、胡椒、醬油、醋、魚露、山葵（哇沙米）、美乃滋、咖哩粉、孜然、鯷魚醬、白酒、芥末籽醬、辣椒粉

乾貨

櫻花蝦、魩仔魚、乾燥石蓴、海苔、白芝麻、黑芝麻、雞骨湯粉、昆布粉、鰹魚粉、鮮菇粉（香菇乾貨所磨成）、紫蘇飯友、高湯塊、柴魚片、核桃

其他材料

椰奶、椰子油、荏胡麻油、亞麻仁油、橄欖油、胡麻油、辣油、奶油、純可可、番茄糊、起士粉、黑橄欖、水煮黃豆

黃豆芽——1包（200g）
花椰菜——1顆（300g）
菠菜——1把（300g）
紅或黃甜椒——1個（200g）
珠蔥——1/2把（50g）
荏胡麻（白蘇）或紫蘇葉——10片
紫蘇——12片
小番茄——6顆
櫛瓜——1/2條
酪梨——4顆
檸檬——1顆
香芹（巴西里）——1把
羅勒——1包
大蒜——1個
個人喜歡的季節蔬菜（蘆筍、抱子甘藍、蕪菁、芹菜等）——適量

蕈菇類

鴻禧菇——1包（100g）
舞菇——1包（90g）

秋／冬

徹底斷絕對甜食的執著，一舉開通生酮的酮體迴路！

善用秋冬當季食材的一週菜單。一年四季都適用的食譜可直接從春夏沿用，秋冬另外加入使用當季食材的火鍋食譜。

※除了這分食譜，還有基本的蔬菜組合（請參照 P144），請務必在一天當中的飲食間找機會至少攝取一次。

星期一

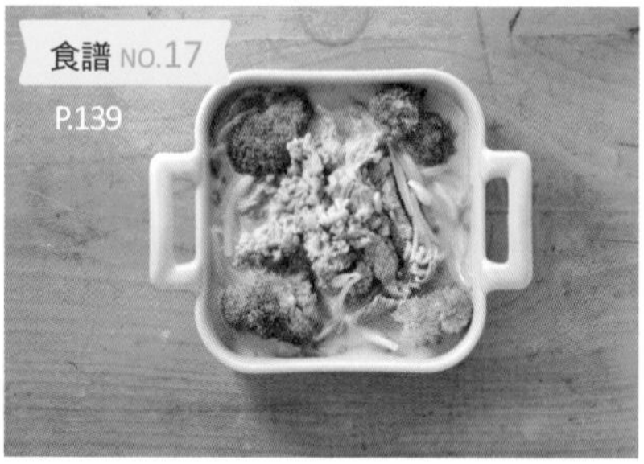

食譜 NO.17
P.139

早餐 BREAKFAST

椰汁羊肉湯咖哩

使用可誘發酮體的椰奶，先從疏通酮體迴路開始吧！

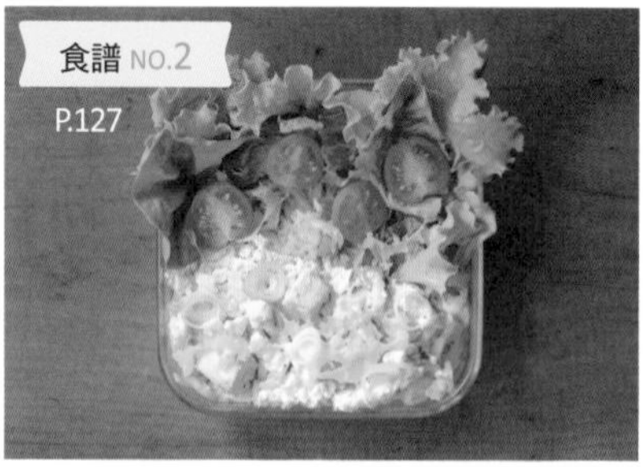

食譜 NO.2
P.127

午餐 LUNCH

蛋碎豆腐炒飯便當

充分調味，好好吃飽，營養滿點且滿意度極高的一道。

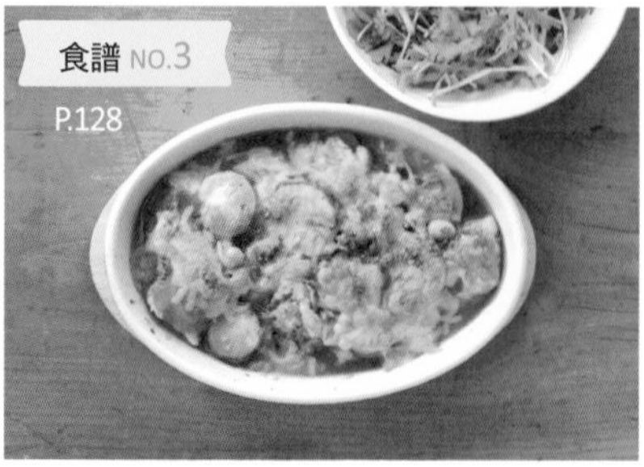

食譜 NO.3
P.128

晚餐 DINNER

焗烤茄汁鯖魚

享受鯖魚罐跟番茄醬這意外超搭的組合！起士更添風味。

星期二

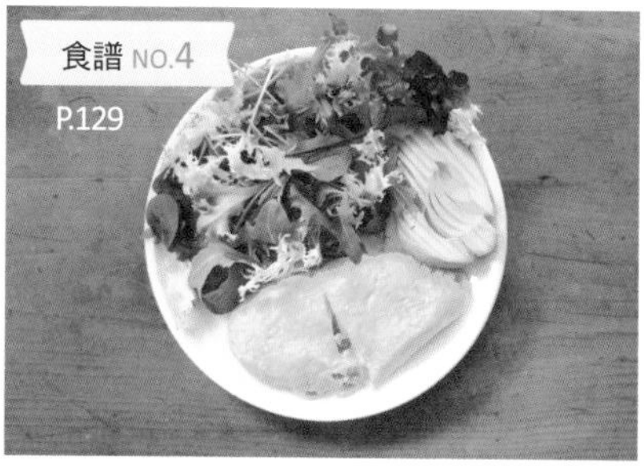

納豆起士歐姆蛋、酪梨、綜合生菜沙拉

異黃酮是女性最強的夥伴。添加起士跟蛋增加飽足感。

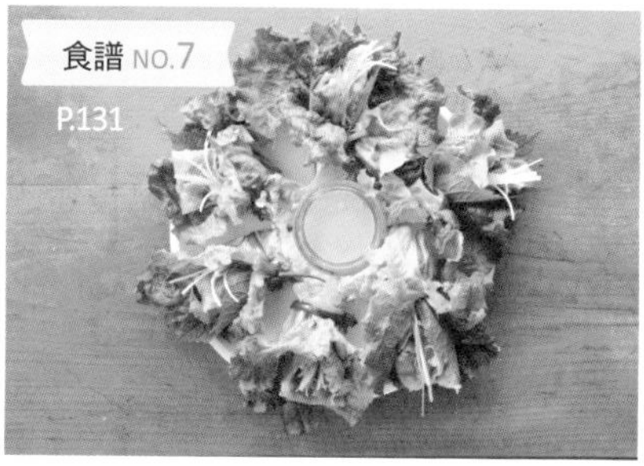

牛肉蔬菜卷

葉菜類可根據自己的喜好替換，試試看捲各種不同的蔬菜吧！

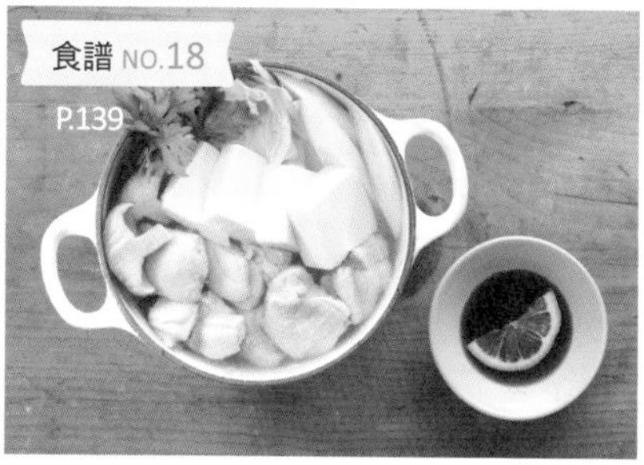

雞肉水炊火鍋

既簡單又營養！吃了身體暖呼呼冬天最推薦這一道。

星期三

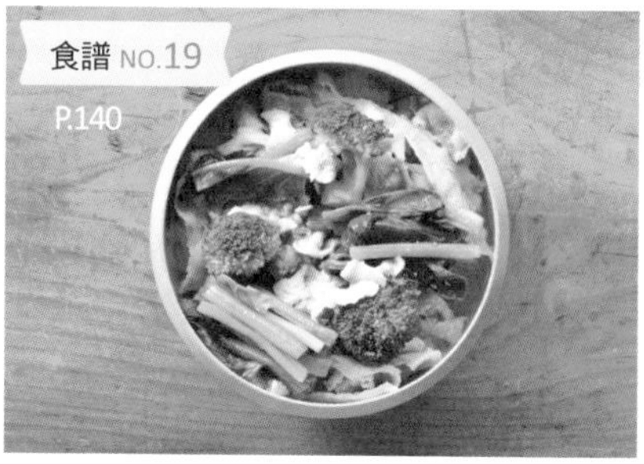

豬肉菠菜花椰菜味噌湯

滿滿的菜跟肉，料多味美的味噌湯，讓你從心暖到身。

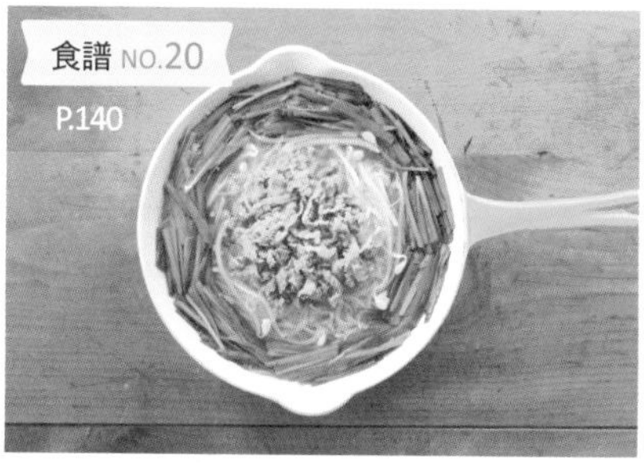

牛肉蒟蒻絲火鍋

又便宜營養又豐富的食材，添加韭菜、黃豆芽一起煮的美味火鍋。

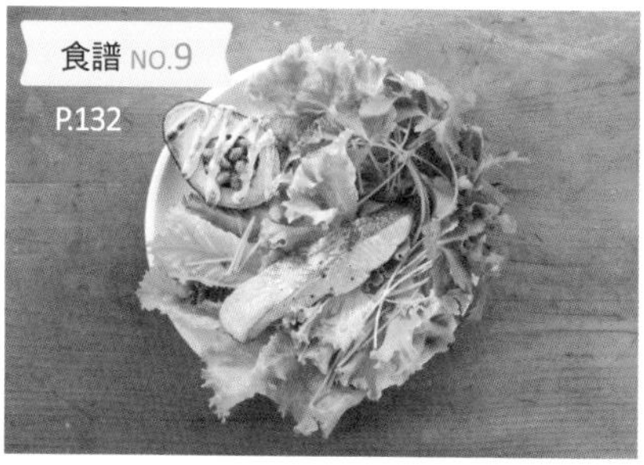

烤鮭魚佐焗烤酪梨

鮭魚含有豐富的蝦紅素可抗氧化。

星期四

早餐 BREAKFAST

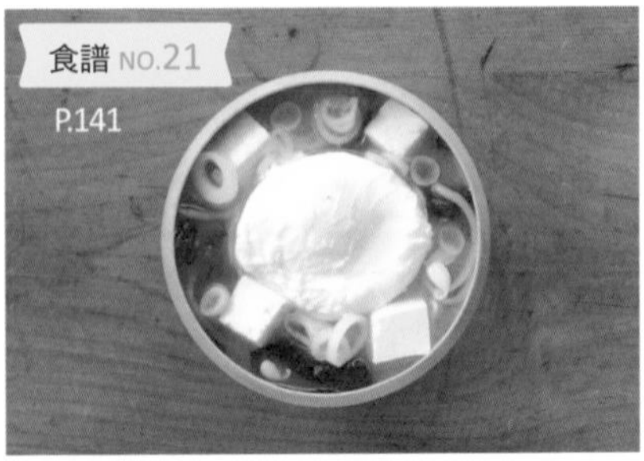
食譜 NO.21
P.141

蛋包豆芽菜味噌湯

黃豆芽不只便宜，還是含有豐富異黃酮的優質食材。

午餐 LUNCH

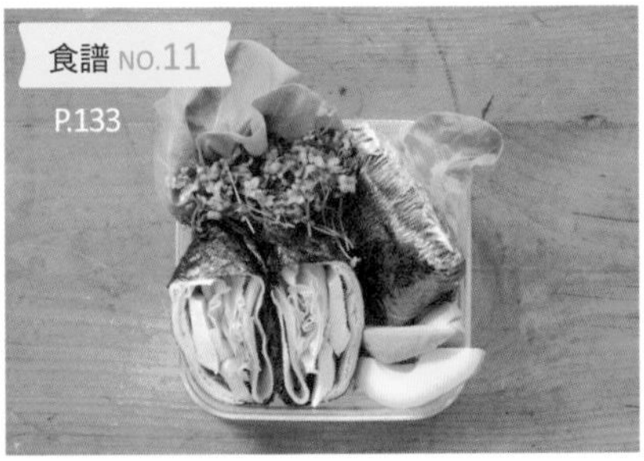
食譜 NO.11
P.133

減醣沙拉御飯糰便當

當沙拉吃或捲起來吃，不同的吃法風味跟口感都不一樣！

晚餐 DINNER

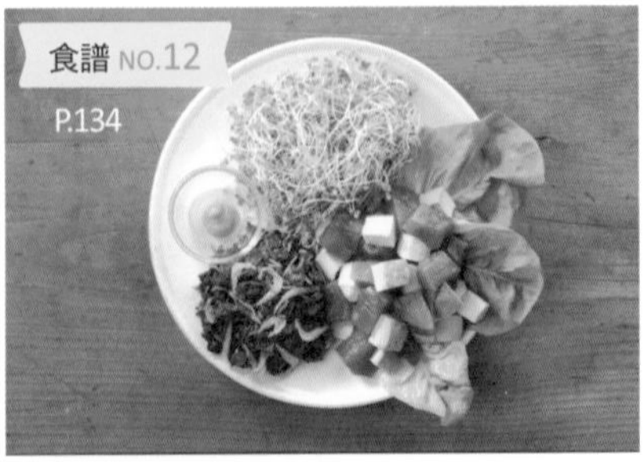
食譜 NO.12
P.134

酪梨鮪魚沙拉佐櫻花蝦拌麻芛

麻芛擁有抑制壞活性氧的功能。還有胡蘿蔔素、維生素 B 群、E 等，營養超豐富。

星期五

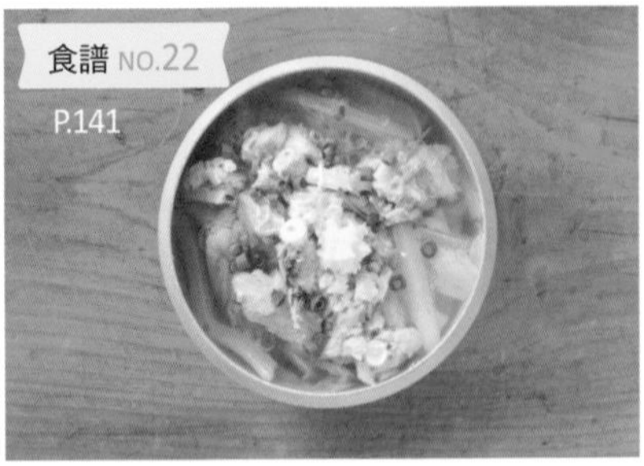
食譜 NO.22
P.141

鮭魚中骨薑汁白菜湯

鮭魚骨富含鈣質，是可以多多攝取的食材。薑可以幫身體整個暖起來。

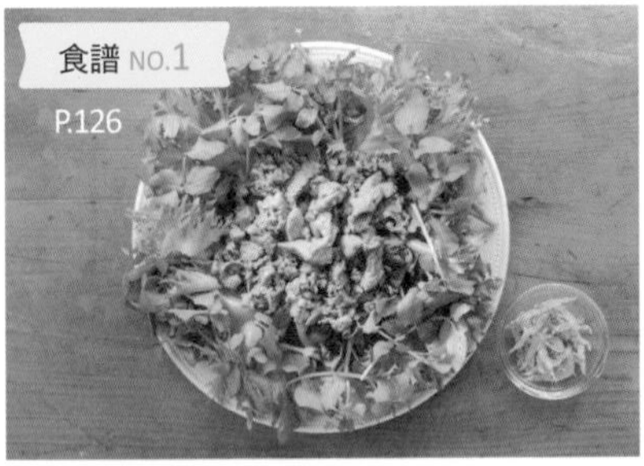

椰汁咖哩羊肉燒

如果已經慢慢習慣吃羊肉，這種組合也很棒，大受女性歡迎的椰奶風味。

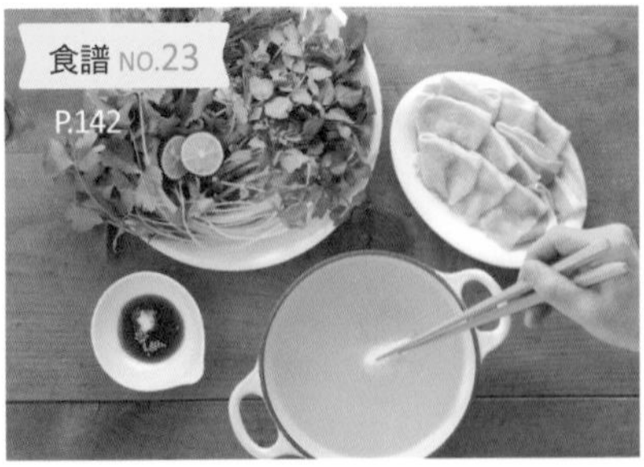
食譜 NO.23
P.142

豬肉香草蔬菜鍋

香草不但抗氧化還含有豐富的植物性化合物幫助提升免疫力，可頻繁使用在火鍋料理。

星期日

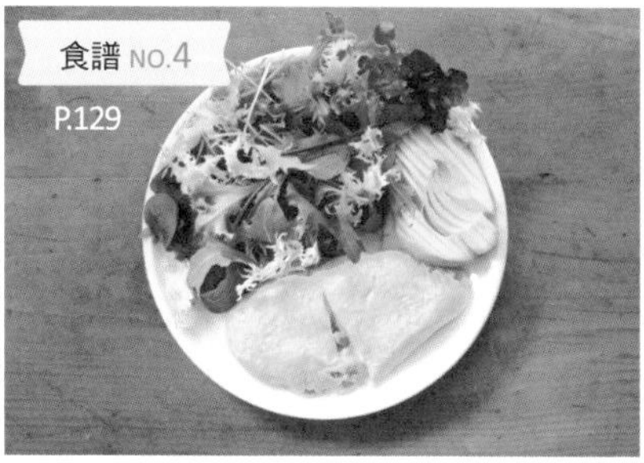

納豆起士歐姆蛋、酪梨、綜合生菜沙拉

試試花點心思妝點沙拉拼盤吧！加點鮮豔的小番茄也不錯唷！

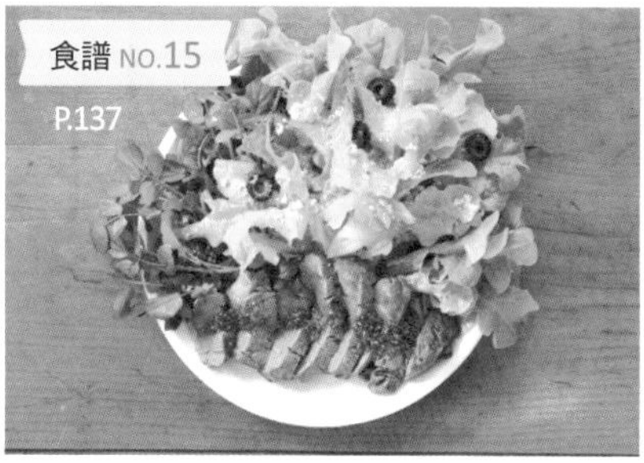
食譜 NO.15
P.137

菲力牛排佐西洋菜沙拉

盤子的 1/2 面積裝葉菜類蔬菜，剩下的 1/2 基本上就是蛋白質。

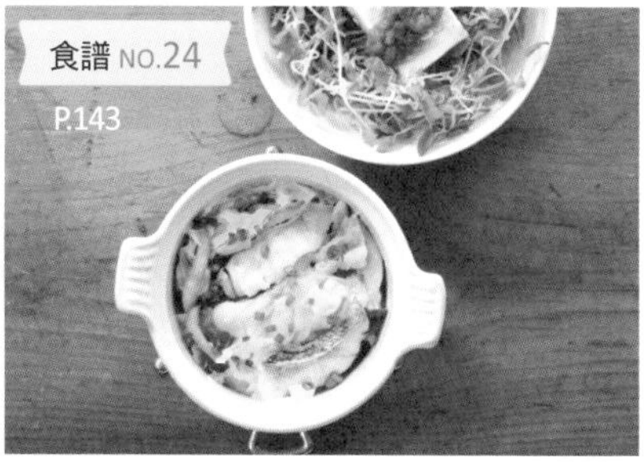
食譜 NO.24
P.143

蒸鱈魚鍋＋梅子豆腐魩仔魚沙拉

低卡路里高蛋白質的鱈魚是冬天當令食材，剛蒸好的鱈魚魚肉膨潤的狀態最美味！

星期六

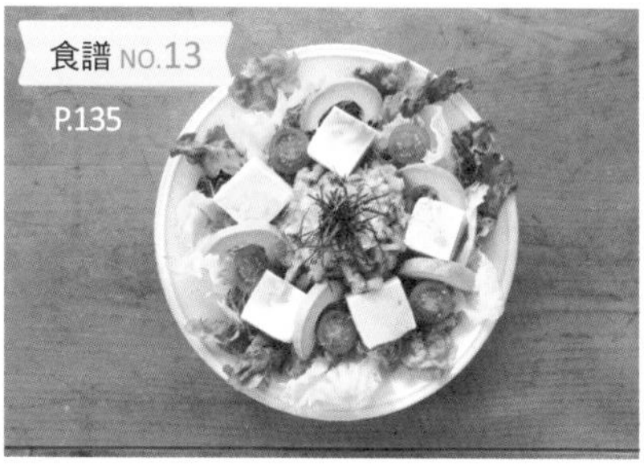
食譜 NO.13
P.135

豆腐、酪梨、納豆沙拉

切一切就可盛盤上桌的極簡沙拉，幫你度過忙碌的每一天。

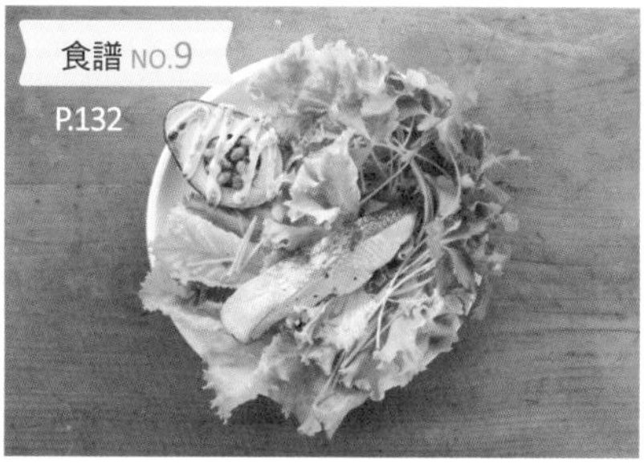

烤鮭魚佐焗烤酪梨

低卡路里至上主義飲食中決不能用的美乃滋，可以這樣放心大口吃！

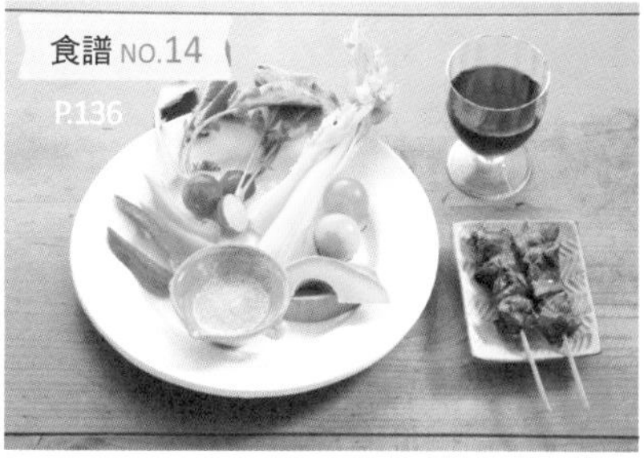
食譜 NO.14
P.136

雞肉串燒、季節蔬菜北義風鯷魚醬溫熱沙拉

偶爾偷個小懶吧！把秋冬當季蔬菜統統吃進身體裡。

秋／冬

一週食材採買大作戰！

麻生式減醣低碳飲食食譜，是直接把食材原味呈現，用最簡單的方式烹調。調味料也只放鹽巴、醬油、醋等最基本的東西，幾乎不使用任何加工食品及加工調味料。

肉類

羊肉——250g
牛肉片——250g
牛腰肉——150g
豬肉片——250g
雞胸肉——1片（250g）

魚類

新鮮鮭魚——2片（200g）
鮪魚——100g
水煮鯖魚罐頭——1罐（150g）
鮭魚中骨罐頭——1罐（130g）
鱈魚——1片

其他食材

蛋——8個
木棉豆腐——2個（1個300g）
刨絲起士——60g
切片起士——2片
納豆——4盒
乾燥海帶芽（裙帶菜）——40g
雞串——4支～（一定要含雞肝）
梅乾果肉——1個
蒟蒻絲——50g

蔬菜類

奶油生菜——1顆（100g）
紅葉萵苣——1顆（300g）
綠橡萵苣——1顆（80g）
葉萵苣（不結球）——1/2個（80g）

常備食材＆調味料

調味料

鹽巴、胡椒、味噌、醬油、高湯塊、醋、山葵（哇沙米）、美乃滋、咖哩粉、孜然、鯷魚醬、白酒、芥末籽醬、辣椒粉

乾貨

櫻花蝦、魩仔魚、乾燥石蓴、海苔、白芝麻、雞骨湯粉、昆布粉、鰹魚粉、鮮菇粉（香菇乾貨所磨成）、紫蘇飯友、高湯粉、柴魚片

其他材料

椰奶、椰子油、荏胡麻油、亞麻仁油、胡麻油、奶油、純可可、番茄糊、起士粉、黑橄欖、水煮黃豆

西洋菜——3把（120g）
麻芛（黃麻嫩葉）——2把（200g）
黃豆芽——2包（300g）
花椰菜——1顆（300g）
菠菜——1/2把（150g）
白菜——1/8個（250g）
紅或黃甜椒——1個（200g）
豆苗——2包（200g）
茼蒿——1把（100g）
韭菜——1把（100g）
鴨兒芹——1把（40g）
珠蔥——1/2把（50g）
青蔥——1支
荏胡麻葉（白蘇）或紫蘇葉——6片
紫蘇——2片
小番茄——3顆
櫛瓜——1/2條
酪梨——4顆
醋橘——1顆
檸檬——1顆
香芹（巴西里）——1把
薑——1塊
大蒜——1個
個人喜歡的季節蔬菜（白花椰菜、蘑菇等）——適量

蕈菇類

鴻禧菇——1包（100g）
舞菇——1包（90g）
香菇——3朵

食譜 NO.1　春／夏 週一 B、週五 L　秋／冬 週五 L

椰汁咖哩羊肉燒

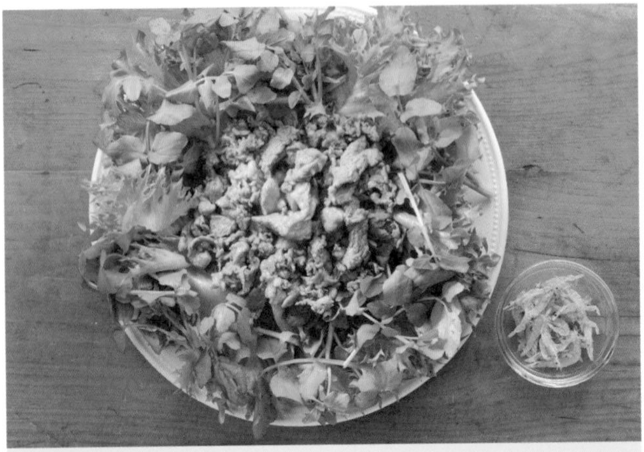

含醣量 7.0 g　蛋白質 25.8 g

材料

醃漬羊肉 125g
紅葉萵苣、葉萵苣、
西洋菜等綜合生菜 150g
建議用的乾貨 適量
櫻花蝦 適量
亞麻仁油 1 小匙
醬油 1 小匙
醋 1 小匙

做法

1. 用平底鍋將醃好的羊肉炒熟。
2. 紅葉萵苣、葉萵苣、西洋菜裝盤後加上 1。
3. 亞麻仁油、醬油、醋搖勻後淋在沙拉上。
4. 適量撒些自己喜愛的櫻花蝦等乾貨。

重複使用妙用多

備料

醃漬羊肉

用調味料事先醃好，肉質會變得比較軟嫩。咖哩粉、孜然的香氣可完全去除羊羶味。

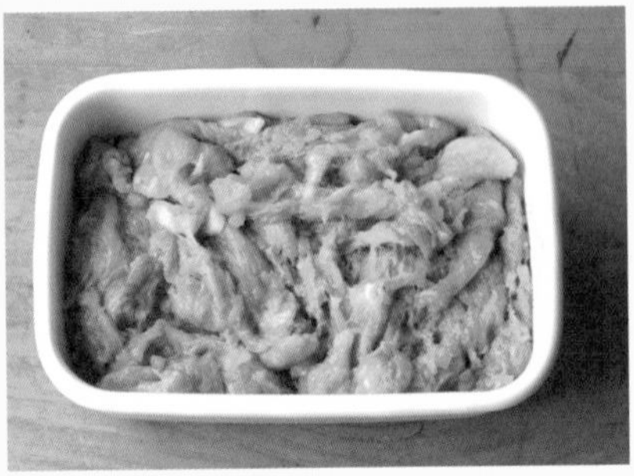

材料

羊肉片 250g
大蒜 1 瓣
鹽巴 少許
胡椒 少許
醬油 1 小匙
椰奶 4 大匙
咖哩粉 2 大匙
孜然 少許
純可可粉 少許

做法

1. 將切碎的蒜末、胡椒鹽、醬油塗抹在羊肉上。
2. 加入椰奶、咖哩粉、孜然、純可可粉後，跟 1 攪拌均勻。

食譜 NO.2　春／夏 週一 L　　秋／冬 週一 L

蛋碎豆腐炒飯便當

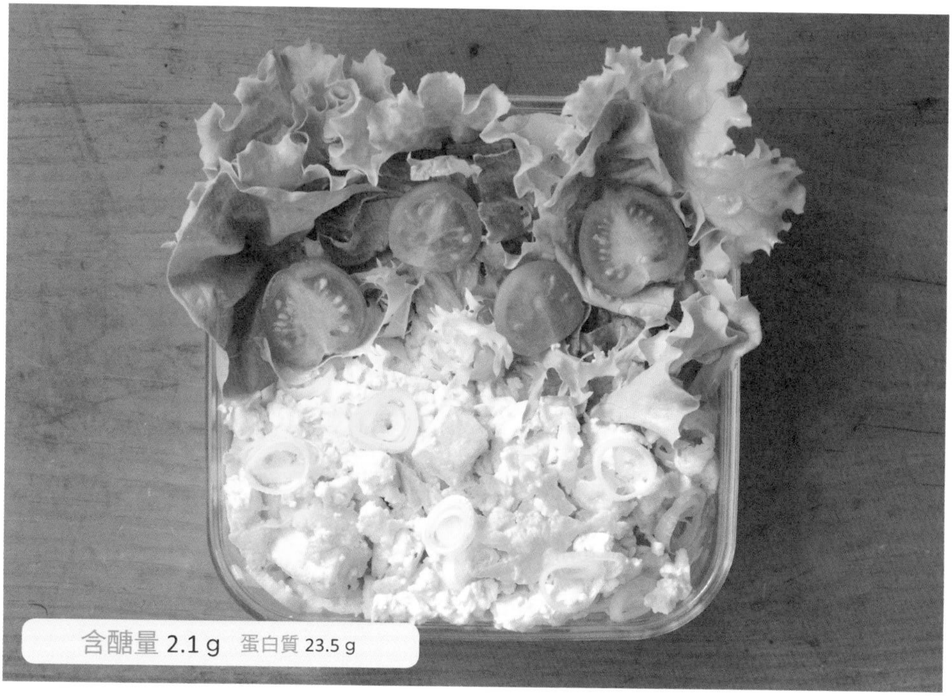

含醣量 2.1 g　蛋白質 23.5 g

材料

木棉豆腐（水分瀝乾）150g
沙拉雞 30g（請參照 P130）
A ┌ 蛋 1 顆
　└ 雞骨湯粉 1 小匙
蔥花 5g
胡麻油 1 小匙
鹽、胡椒 少許

做法

1. 胡麻油倒入平底鍋預熱後，將木棉豆腐搗碎仔細拌炒。
2. 將攪拌均勻的 A 加入 1，加入切成一口大小的沙拉雞，撒上蔥花後用鹽、胡椒調味。

食譜 NO.3 （春／夏） 週一 D　（秋／冬） 週一 D

焗烤茄汁鯖魚

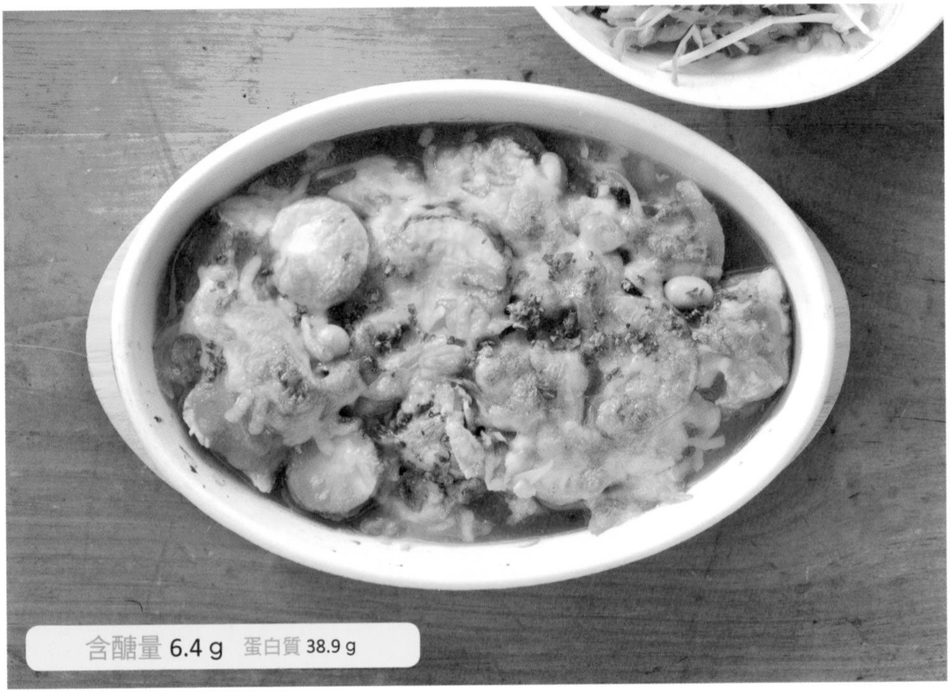

含醣量 6.4 g 蛋白質 38.9 g

材料

櫛瓜（厚度 1.5cm 切片）1/2 條
水煮鯖魚罐 1 罐 150g
水煮黃豆 1 大匙
A 番茄糊 3 大匙
醬油 2 小匙
雞骨湯粉 1 小匙
鹽、胡椒 少許
刨絲起士 20g
香芹（切成細末）少許

做法

1. 將櫛瓜、鯖魚塊、水煮黃豆放入耐熱焗烤盤中混入 A。
2. 在 1 上頭鋪上起士，烤箱設定 200ºC 烤 10 分鐘。撒上香芹末。
3. 搭配的蔬菜請參考麻生式沙拉（P144）。

食譜 NO.4　春／夏 週二 B、週日 B　秋／冬 週二 B、週日 B

納豆起士歐姆蛋、酪梨、綜合生菜沙拉

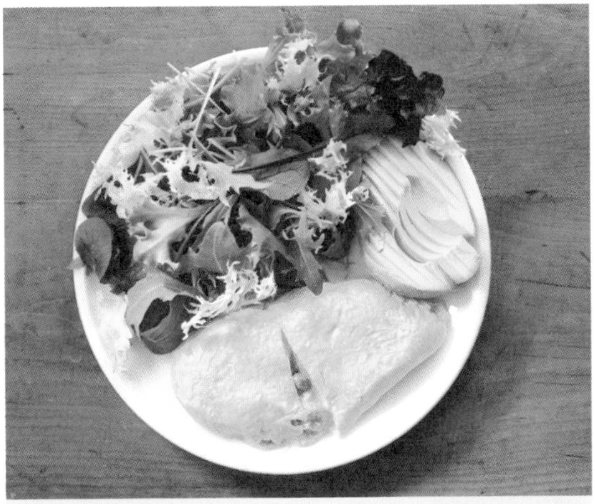

含醣量 4.4 g　蛋白質 25.8 g

材料

納豆 1 盒
刨絲起士 20g
蛋 2 顆
美乃滋 1 大匙
醬油 1 小匙

做法

1. 先將納豆與醬油、美乃滋攪拌均勻。
2. 油倒入平底鍋，鍋熱將蛋液倒入後加入納豆跟起士。
3. 將納豆跟起士包進蛋裡捲起來就完成了。
4. 將麻生式沙拉（P144）1/3 分量放入盤中。

食譜 NO.5　春／夏 週二 L

異國風涮牛肉沙拉

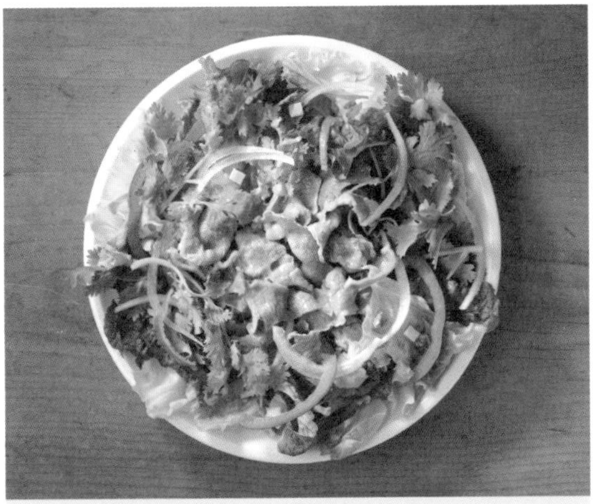

含醣量 1.4 g　蛋白質 31.8 g

材料

牛肉 150g
檸檬皮 適量
核桃 適量
醬汁
- 檸檬汁 1 小匙
- 魚露 1 小匙
- 醋 1 小匙
- 亞麻仁油 2 小匙

做法

1. 快速將牛肉滾水涮過，撈起置於篩子裡過一下冷水後瀝乾。
2. 將 1 擺在 1/3 分量的麻生式沙拉（P144）上，撒上切碎的檸檬跟核桃後，淋上事先調製好的醬汁。

食譜 NO.6 （春／夏） 週二 D

自製棒棒雞風沙拉雞

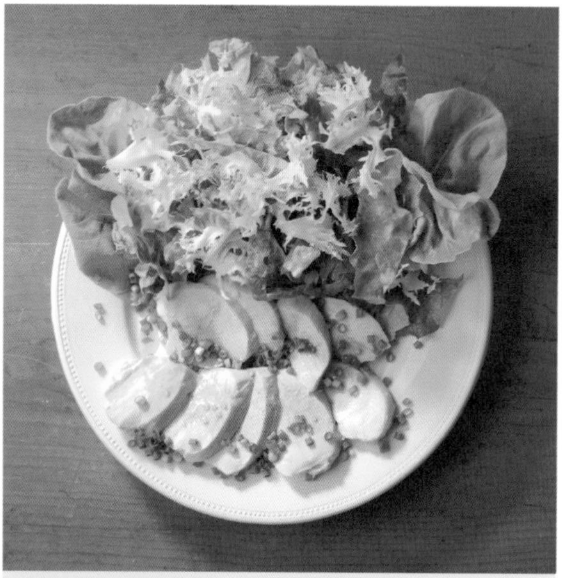

含醣量 1.0 g　蛋白質 25.6 g

材料

自製沙拉雞 100g
珠蔥末 2 大匙
亞麻仁油 1 小匙
醬油 1 小匙
辣油 少許
白芝麻 1 小匙

做法

1. 將自製沙拉雞切成方便入口的大小擺盤。
2. 切好的珠蔥末灑在 1 上。
3. 將亞麻仁油、醬油、辣油及 1 小撮稍微壓碎的白芝麻拌勻做成沙拉醬。
4. 將 3 淋在 2 上。

重複使用妙用多

備料

自製沙拉雞

便利商店銷售排行榜人氣爆棚的沙拉雞也能自己在家做！一把平底鍋輕鬆料理。

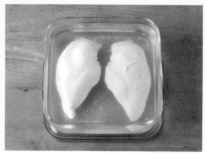

※ 煮雞肉的煮汁不要丟可放入製冰盒冷凍，之後可加水煮湯。

材料

雞胸肉 2 片（500g）
鹽 1 大匙
白酒 2 大匙

做法

1. 雞胸肉去皮後浸泡在白酒裡十分鐘去除肉腥。
2. 取一把附鍋蓋的平底鍋放入雞胸肉，加水蓋過雞肉後（直徑 24cm 平底鍋的話大概加 1.4L 左右的水）點火。
3. 水滾後將火調小，續煮 2 分鐘後熄火蓋上蓋子。
4. 完全冷卻後連同煮汁一起換到其他容器，可冷藏保存 4 ～ 5 日，也可置入冷凍庫保存。

食譜 NO.7 （春／夏）週三 B （秋／冬）週二 L

牛肉蔬菜卷

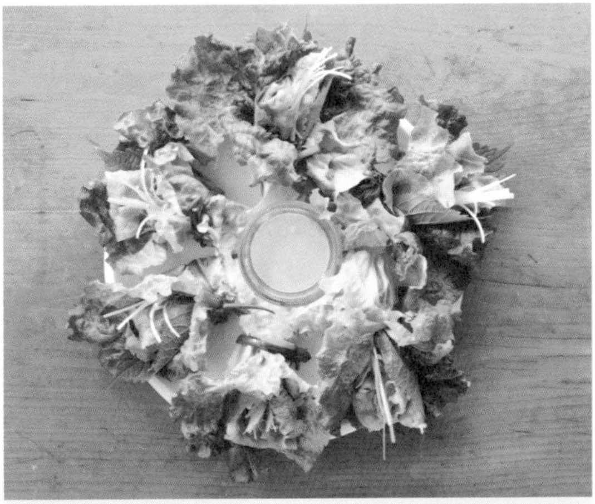

含醣量 2.4 g 蛋白質 22.0 g

材料

牛肉 100g
荏胡麻葉（或紫蘇葉）6 片
紅葉萵苣（取葉）6 片
珠蔥 6 支
醬汁
蒜泥 少許
醬油 1 小匙
椰奶 1 大匙
白芝麻 少許
胡麻油 少許（提味）

做法

1. 牛肉快速涮一下靜置冷卻。冷卻後把牛肉、荏胡麻葉、紅葉萵苣捲成一捲，用珠蔥打結。
2. 將醬汁的材料放入小缽內攪拌均勻後上桌。

食譜 NO.8 （春／夏）週三 L、週五 D

涮豬肉魩仔魚沙拉

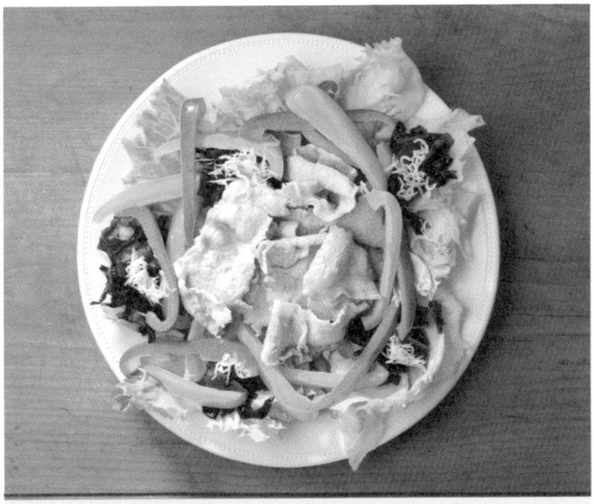

含醣量 2.4 g 蛋白質 33.1 g

材料

豬肉薄片 150g
魩仔魚 1 大匙
乾燥海帶芽（泡水回軟）2 大匙
醬汁
醬油 2 小匙
醋 2 小匙
檸檬汁 2 小匙

做法

1. 魩仔魚放在竹篩子淋熱水去除多餘的鹽分。
2. 鍋子裝滿水煮滾，將豬肉片展開涮熟後淋上冷開水。肉片冷卻後瀝乾切成一口大小。
3. 將麻生式沙拉 1/3 分量（P144）盛盤。
4. 將 2、3 及海帶芽、魩仔魚擺盤後淋上醬汁，清爽上桌。

食譜 NO.9　春／夏　週三 D、週六 L　秋／冬　週三 D、週六 L

烤鮭魚佐焗烤酪梨

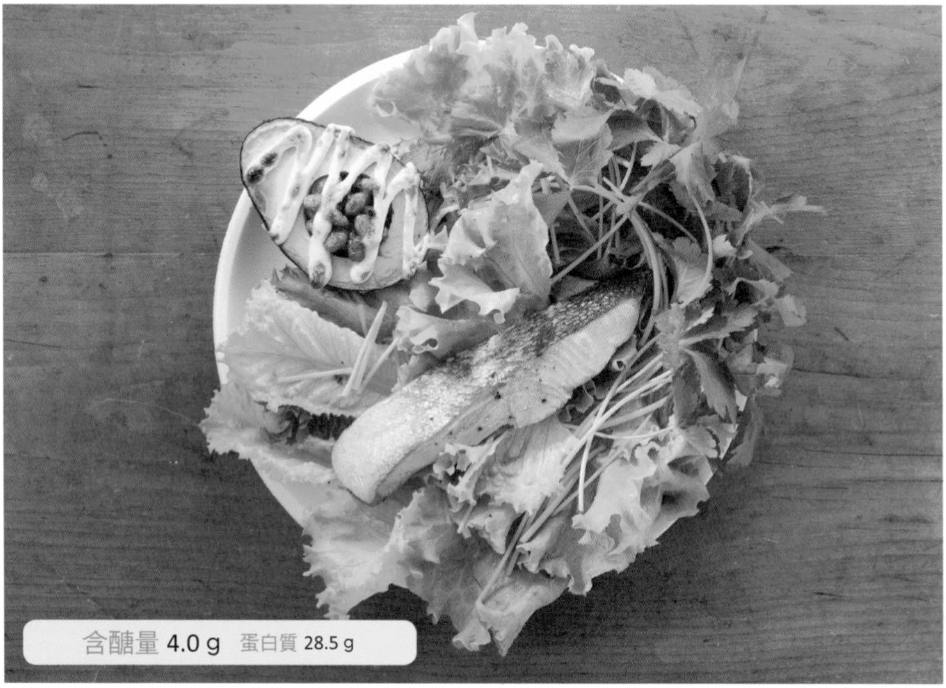

含醣量 4.0 g　蛋白質 28.5 g

烤鮭魚

材料

新鮮鮭魚 1 片
鹽、胡椒 各少許
胡麻油、醬油、檸檬 各適量

做法

1. 鮭魚抹上鹽、胡椒後，以 180ºC 烤 20 分鐘。
2. 麻生式沙拉 1/3 分量（P144）鋪在盤子上放上 1，根據自己的喜好看要淋胡麻油、醬油或擠檸檬汁。將鮭魚跟沙拉一起享用。

焗烤酪梨

材料

酪梨 1/2 個
納豆 1/2 盒
珠蔥末 1 小匙
醬油 1 小匙
美乃滋 1 大匙
辣椒粉 適量

做法

1. 酪梨切對半挖去果核備用，將納豆、珠蔥末與醬油調好的料填在酪梨中間的凹洞。
2. 淋上美乃滋，烤箱溫度預熱至 170℃烤 15～20 分至表面金黃色。
3. 撒上辣椒粉。

食譜 NO.10 春／夏 週四 B、週五 B

麻生式 精選蔬果汁

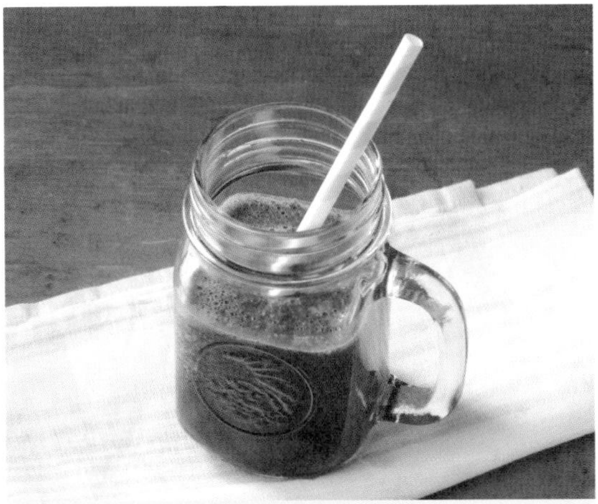

含醣量 0.7 g 蛋白質 1.0 g

材料

茌胡麻葉 2 片
香芹 15g
羅勒 15g
檸檬 1/6 個
水 100ml

做法

1. 清水洗淨茌胡麻葉、香芹、羅勒。
2. 將 1 加檸檬汁、水放入食物處理機打成汁即可。

食譜 NO.11 春／夏 週四 L 秋／冬 週四 L

減醣沙拉御飯糰便當

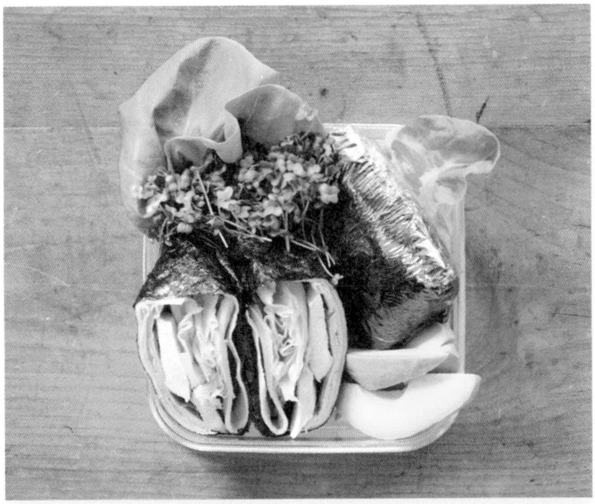

含醣量 1.5 g 蛋白質 23.9 g

材料

蛋 2 顆
海苔 2 片
切片起士 2 片
紫蘇 2 片
魩仔魚 1 大匙
自製沙拉雞 100g（參照 P130)
紅葉萵苣 1 片

做法

1. 將烘培紙鋪在小烤箱烤盤上。
2. 將蛋液倒入 1，烤熟成蛋皮。
3. 將切對半的 2 與起士、魩仔魚、紫蘇葉、紅葉萵苣一層一層鋪在海苔上。
4. 海苔上下左右折起裹進所有食材，取保鮮膜包起來即可。

食譜 NO.12　（春／夏）週四 D　（秋／冬）週四 D

酪梨鮪魚沙拉佐櫻花蝦拌麻芛

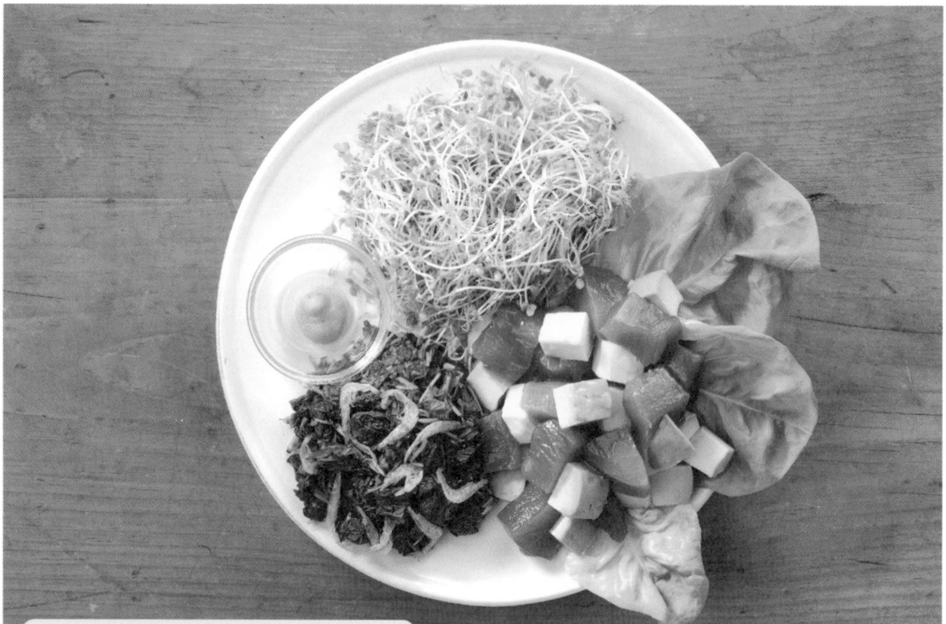

含醣量 2.5 g　蛋白質 28.2 g

酪梨鮪魚沙拉

材料

鮪魚 100g
酪梨 1/2 個
山葵 適量

做法

1. 將鮪魚，酪梨切小丁後鋪在麻生式沙拉（P144）上。
2. 沙拉醬用亞麻仁油、鹽、胡椒、檸檬汁、醋、醬油等簡單調味，視個人喜好看是否加山葵。

櫻花蝦拌麻芛

材料

麻芛（黃麻嫩葉）100g
櫻花蝦 1 大匙
A ｛醬油 1 小匙
　 昆布粉、鰹魚粉或高湯粉 各 2 小撮

做法

1. 麻芛汆燙後靜置於竹篩，待熱度稍為冷卻後菜刀切碎。
2. 將 1 與櫻花蝦、A 混合均勻即可。

※ 可一次多做一點當常備菜保存。冷藏可保存 4 ～ 5 日。

食譜 NO.13 （春／夏）週六 B （秋／冬）週六 B

豆腐、酪梨、納豆沙拉

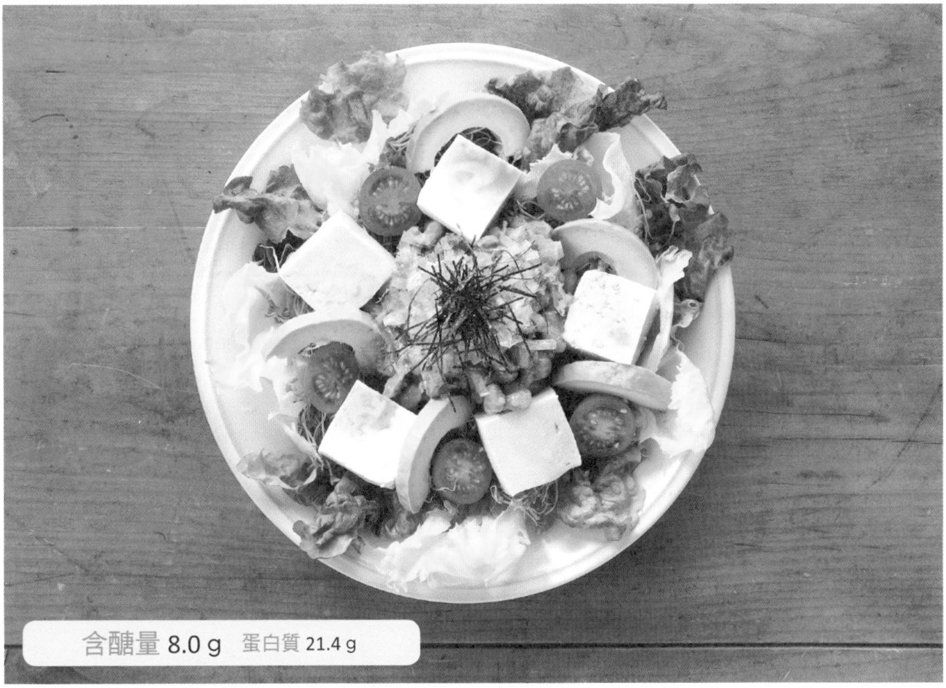

含醣量 8.0 g 蛋白質 21.4 g

材料

納豆 1 盒
木棉豆腐 150g
酪梨 1/2 個
小番茄 3 顆
柴魚片 適量
山葵 適量

做法

1. 小番茄切對半。將麻生式沙拉（P144）鋪在盤子上，放上切好了的木棉豆腐、酪梨，鋪上納豆跟柴魚片。
2. 沙拉醬用亞麻仁油、鹽、胡椒、檸檬汁、醋、醬油等簡單調味，並視個人喜好看是否加山葵。

食譜 NO.14 （春／夏） 週六 D （秋／冬） 週六 D

雞肉串燒、季節蔬菜北義風鯷魚醬溫沙拉

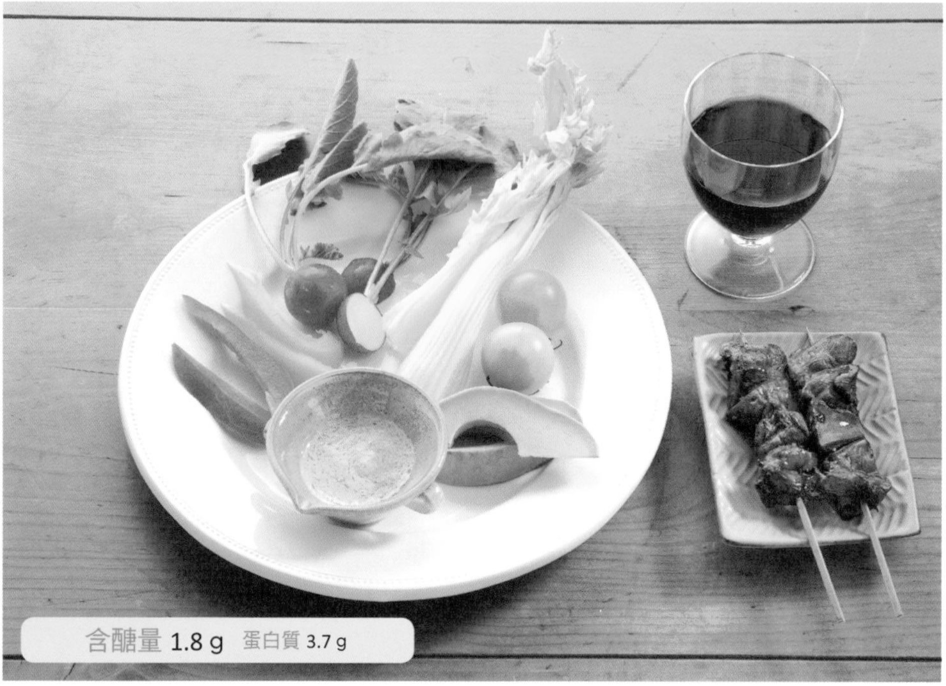

含醣量 1.8 g 蛋白質 3.7 g

季節蔬菜北義風鯷魚醬溫熱沙拉

材料

選擇自己喜愛的季節蔬菜，如蘆筍、抱子甘藍、甜椒、蕪菁、芹菜等適量

北義風鯷魚醬

- 美乃滋 1 大匙
- 鯷魚醬 1 大匙
- 蒜頭（磨成泥）1 瓣
- 亞麻仁油 1 大匙
- 鹽、胡椒 各適量

做法

1. 將所有蔬菜切成適合入口的大小。
2. 將北義風鯷魚醬的材料全部攪拌均勻。跟 1 一起上桌。

伶未筆記

週末偷個小懶，犒賞、疼愛自己一下是必要的！

把烤雞串當配菜是完全 OK 的。但烤肉醬含醣，所以建議大家選擇鹽烤串燒。另外，酒如果挑得好，即使是導入期喝點小酒也沒問題！飲食控制期間別累積壓力，偶爾偷懶一下讓自己喘口氣，路走得更遠！

食譜 NO.15 春／夏 日 L 秋／冬 日 L

菲力牛排佐西洋菜沙拉

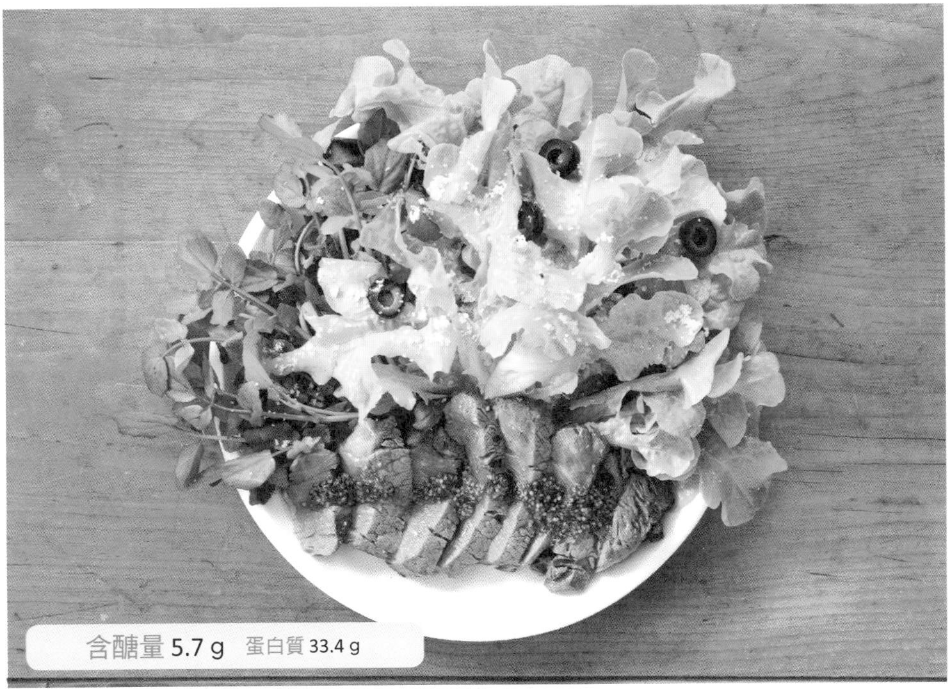

含醣量 5.7 g 蛋白質 33.4 g

菲力牛排

材料

牛腰肉 150g

A 蒜頭（磨成泥）1 瓣
鹽、胡椒 各少許

椰子油 1 大匙

白酒 2 大匙

芥末籽醬 適量

做法

1. 將牛腰肉以 A 醃漬入味。
2. 倒入少量椰子油煎一下 1，煎好起鍋前加入白酒嗆鍋。
3. 煎完牛排剩下的醬汁加入芥末籽醬（醬汁如果太濃稠可加入適量的水）。

西洋菜沙拉

材料

綠橡萵苣 80g

西洋菜 1 把（40g）

A 檸檬皮（刨刀取屑）少許
檸檬汁 1 小匙
亞麻仁油 1 小匙
醋 1 小匙
鹽、胡椒 適量

黑橄欖、起士粉 適量

做法

1. 綠橡萵苣、西洋菜切成方便入口的長短。調勻 A 之後再拌入蔬菜。加黑橄欖再灑上起士粉。

食譜 NO.16 （春／夏） 週日 D

黑芝麻醬鰹魚沙拉

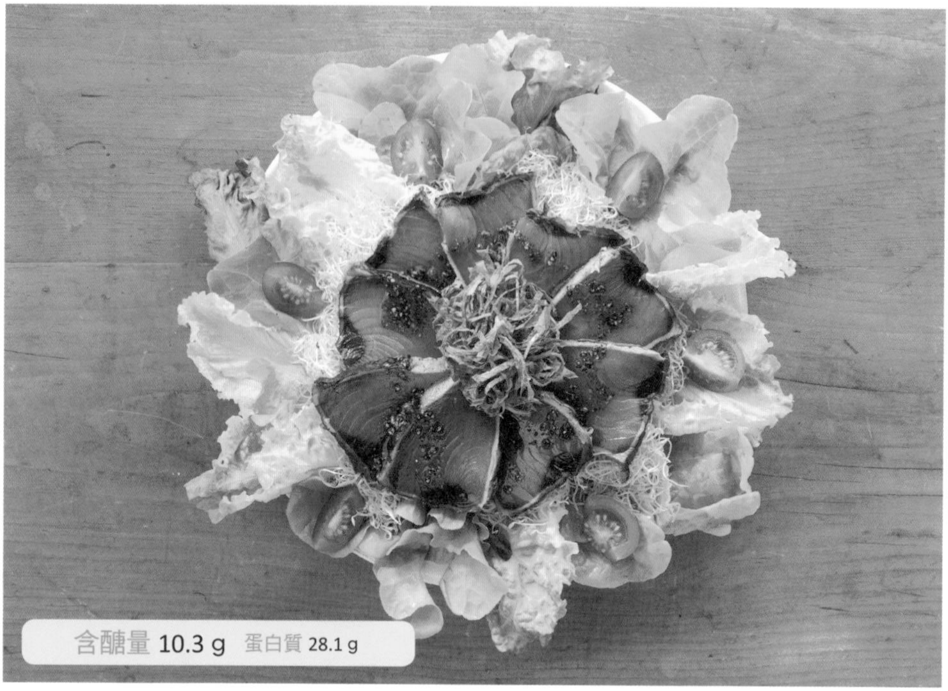

含醣量 10.3 g 蛋白質 28.1 g

材料

炙燒鰹魚半敲燒（厚度切 1cm）100g、小番茄（切對半）3 顆、紫蘇（切絲）10 片、葉萵苣與紅葉萵苣 30g、苜蓿芽 1 包

A 橄欖油 1 大匙
 檸檬汁 1 小匙
 醬油 1 小匙
 蒜泥 少許
 黑芝麻粉 1 大匙
 鹽、胡椒 少許

做法

1. 將鰹魚擺放在蔬菜上面。
2. 將 A 攪拌均勻後淋在 1 上。

伶未筆記

調味料儘量自己做

市售加工調味料使用起來固然非常方便，但裡頭到底添加了什麼卻無從得知，特別要小心加工調味料中經常使用的「高果糖玉米糖漿」，因此，沙拉醬建議儘量自己做，別在意想不到的地方攝取到醣。

食譜 NO.17 秋／冬 週一 B

椰汁羊肉湯咖哩

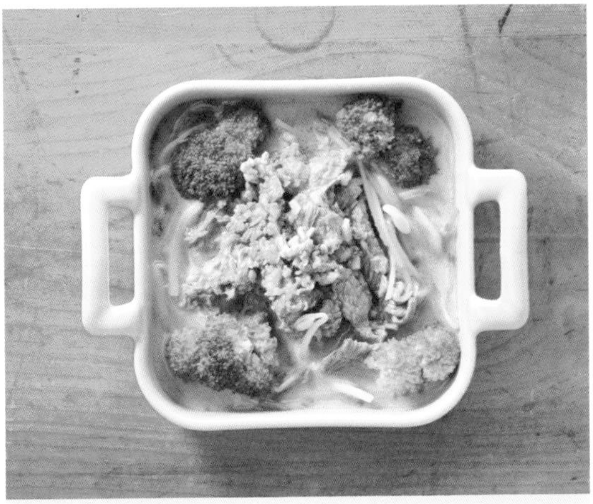

含醣量 7.4 g 蛋白質 23.4 g

材料

醃漬羊肉 125g
花椰菜（事先燙好）30g
黃豆芽 10g
豆苗 30g
高湯塊 1/2 個
水 1 杯
椰奶 2 大匙
鹽、胡椒 適量
咖哩粉 適量

做法

1. 將高湯塊加入水中，煮沸後加入花椰菜、黃豆芽、豆苗及羊肉。
2. 加入椰奶、鹽、胡椒，視個人喜好添加咖哩粉調味。

食譜 NO.18 秋／冬 週二 D

雞肉水炊火鍋

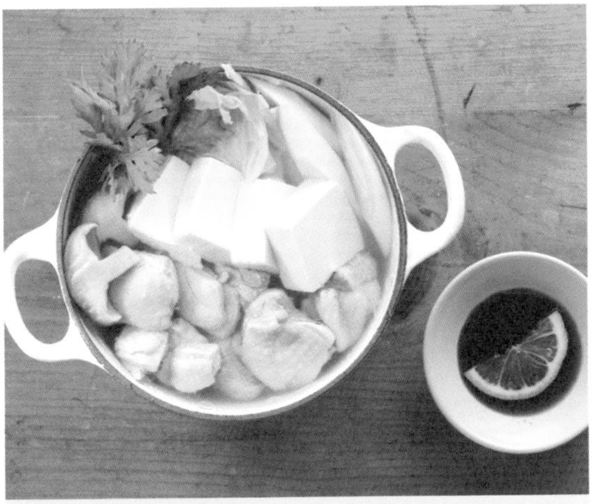

含醣量 6.3 g 蛋白質 29.0 g

材料

雞肉 100g
白酒 1 大匙
鹽 少許
木棉豆腐 100g
白菜 100g
蔥 30g
香菇 1 朵
茼蒿 50g
檸檬、醬油 少許

做法

1. 將雞肉浸泡在白酒中，其他食材都切成容易入口的大小。
2. 鍋子加水加鹽後放入 1。蘸檸檬、醬油清爽上桌。

食譜 NO.19 秋／冬 週三 B

豬肉菠菜花椰菜味噌湯

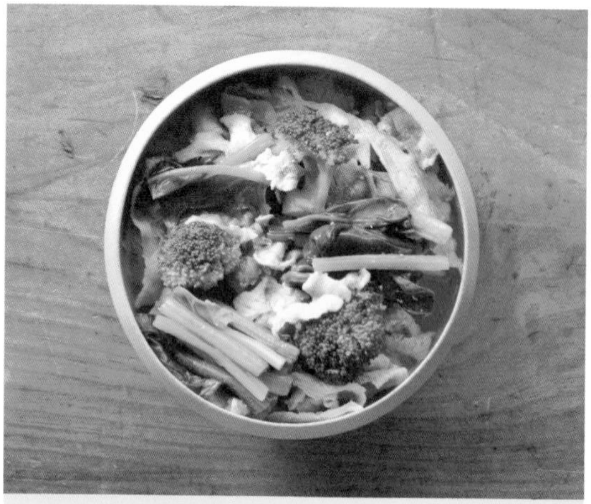

含醣量 2.9 g 蛋白質 23.4 g

材料

豬肉 100g
花椰菜 15g
菠菜 15g
味噌 1 大匙
昆布粉、鰹魚粉、鮮菇粉（或高湯粉）各 2 小撮

做法

1. 鍋子裡加入 1 大杯水及各種湯粉後，將所有食材切成容易入口的大小加入。
2. 湯滾拌入味噌後熄火。

※ 味噌可促進腸道益菌更活潑，但因含醣仍應控制攝取量。料理的湯可以全部喝光。

食譜 NO.20 秋／冬 週三 L

牛肉蒟蒻絲火鍋

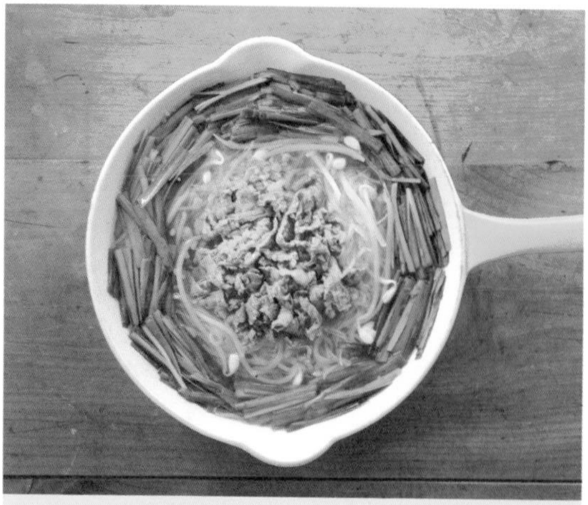

含醣量 4.5 g 蛋白質 23.0 g

材料

韭菜（4cm 切段）1 把（50g）
牛肉 150g
黃豆芽 100g
蒟蒻絲 50g
蒜末 1 瓣
薑末 2 小匙
白酒 1 大匙
胡麻油 1 大匙
A 鹽、胡椒 少許
　醬油 1 大匙

做法

1. 將胡麻油倒入鍋中小火加熱，拌入蒜末、薑末炒香。
2. 加入牛肉、白酒、水 1 大杯後加入 A，接著把剩下的食材全部加入即可。

食譜 NO.21 （秋／冬） 週四 B

蛋包豆芽菜味噌湯

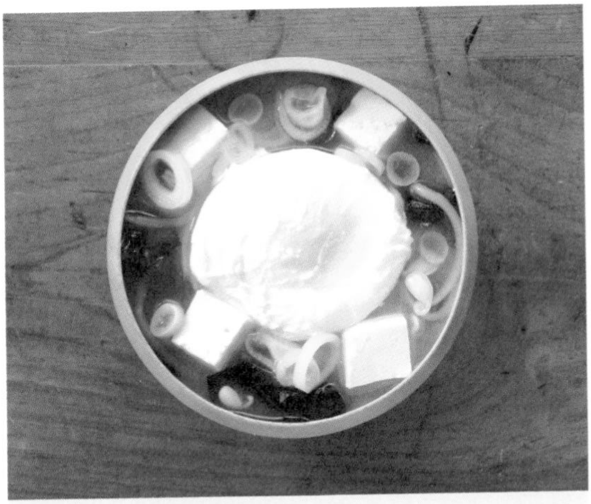

含醣量 3.2 g 蛋白質 14.4 g

材料

蛋 1顆
黃豆芽 30g
蔥花 10g
木棉豆腐 75g
乾燥海帶芽（泡水回軟）5g
味噌 1大匙
昆布粉、鰹魚粉、鮮菇粉（或高湯粉）各2小撮

做法

1. 鍋內放入1大杯水，然後將各種湯粉、黃豆芽、蔥花、豆腐、海帶芽加入。
2. 湯滾拌入味噌，打個蛋後熄火。

食譜 NO.22 （秋／冬） 週五 B

鮭魚骨薑汁白菜湯

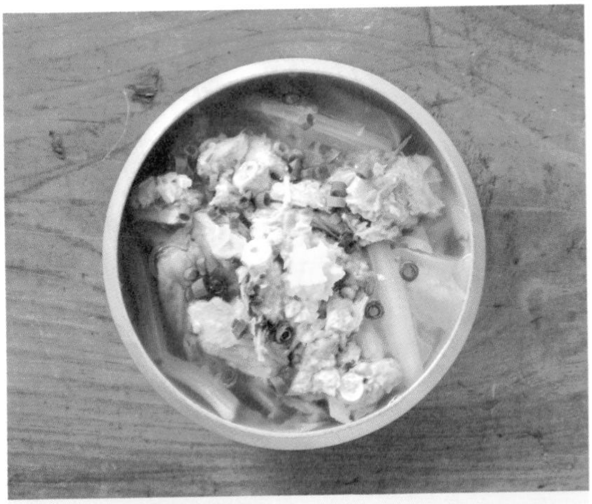

含醣量 2.6 g 蛋白質 28.5 g

材料

昆布粉、鰹魚粉（或高湯粉）各2小撮
鮭魚中骨罐頭 1罐（130g）
香菇（切絲）1朵
白菜 50g
薑末 2小匙
醬油 適量

做法

1. 將150ml的水加入各種湯粉、香菇絲、白菜加入一起煮。
2. 將一整罐鮭魚中骨罐頭加入1，湯滾後用薑末、醬油調味。

食譜 NO.23 （秋／冬） 週五 D

豬肉香草蔬菜鍋

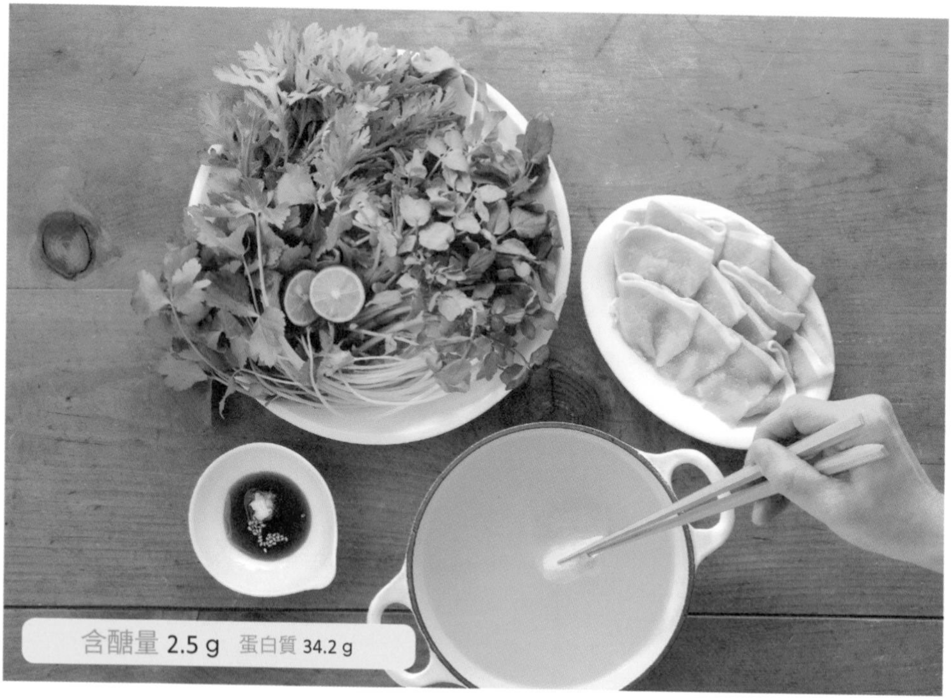
含醣量 2.5 g 蛋白質 34.2 g

材料

涮涮鍋用豬肉片 150g

香草類蔬菜

- 西洋菜 1 把（40g）
- 鴨兒芹 1 把（40g）
- 茼蒿 50g

沾醬

- 薑 適量
- 醬油 適量
- 酢橘 適量
- 白芝麻 適量

做法

1. 將蔬菜類清洗乾淨後瀝乾。蔬菜莖梗最底下較硬的部分切除後，切 10cm 長段盛盤。
2. 鍋內加水煮沸後，可煮香草類蔬菜，涮豬肉片佐沾醬食用。

食譜 NO.24 （秋／冬） 週日 D

蒸鱈魚鍋＋梅子豆腐魩仔魚沙拉

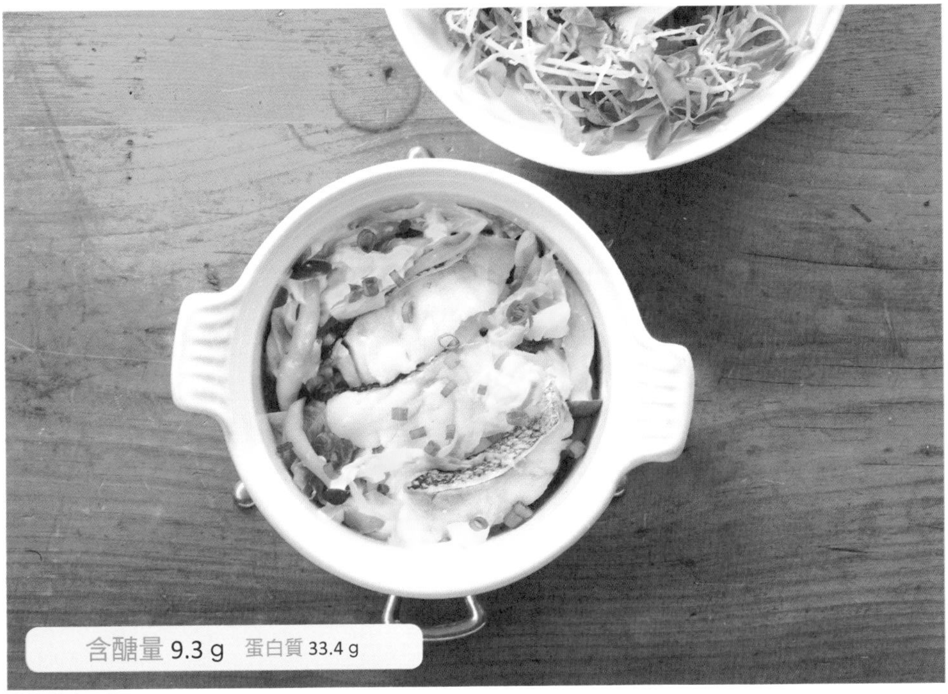

含醣量 9.3 g 蛋白質 33.4 g

蒸鱈魚鍋

材料

A
- 白菜（切大塊）100g
- 豆苗 50g
- 鱈魚 1 片
- 蔥（切片）30g
- 香菇（切絲）1 朵

B
- 水 50ml
- 雞骨湯粉 1 小匙

美乃滋 70g

珠蔥（切成蔥花）適量

做法

1. 將 B、一半的 A、美乃滋、另一半 A 依序加進鍋中，蒸熟後撒上蔥花。

梅子豆腐魩仔魚沙拉

材料

木棉豆腐 100g

魩仔魚 1 大匙

豆苗 1 包

梅醬
- 梅乾果肉 1 顆
- 胡麻油、醋 各 1 大匙

做法

1. 快速用熱水過一下豆腐跟魩仔魚後，置於竹籃備用。
2. 豆苗切成方便食用的長度。
3. 梅醬材料充分混和。
4. 取盤放上豆苗，並將 1 放在豆苗上，最後淋上 3 享用。

完全複製
食譜專欄

\ 預先做好最輕鬆！ /

基本的蔬菜組合

麻生式沙拉（1天分）

膳食纖維約 12g，營養價值高！營養師推薦蔬菜組合

沙拉葉 30g
黃豆芽 50g（事先汆燙好備用超方便！）
紅葉萵苣 40g
麻芛 20g（葉子可直接生食，汆燙亦可）
花椰菜 60g（事先汆燙好備用超方便！）
菠菜 50g（事先汆燙好備用超方便。也可使用沙拉菠菜）
紅甜椒 40g（黃甜椒亦可）
酪梨 1/2顆

・石蓴、魩仔魚、櫻花蝦等乾貨可在最後灑上。
・沙拉醬則盡可能用簡單的調味料，如亞麻仁油、鹽、胡椒、檸檬汁、醋、醬油等

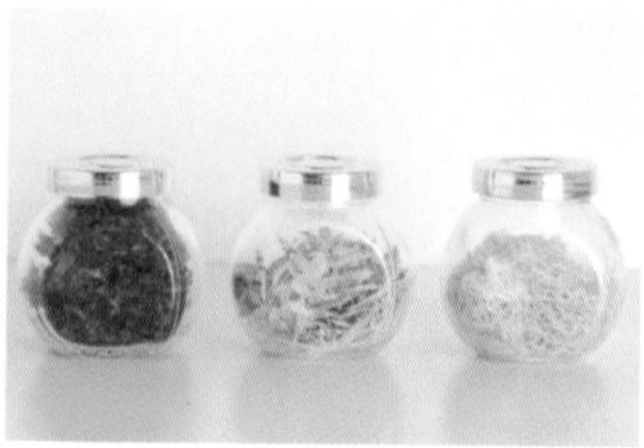

海藻

加在沙拉或湯品，每天都要認真吃。

海帶芽（泡水回軟）5g（可一次多泡一點冷藏備用較方便）

奶油炒鮮菇

即使少量都好，每天都一定要吃！

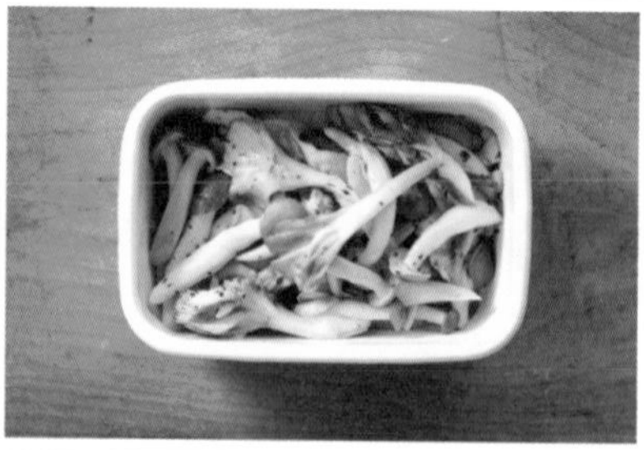

材料
鴻禧菇 1包（100g）
舞菇 1包（90g）
奶油 1.5大匙
紫蘇飯友 少許

做法
1. 奶油放入平底鍋融化，鴻禧菇切除根部較硬的木質部後入鍋拌炒，視個人喜好加紫蘇飯友調味。
2. 冷卻後裝入保鮮盒，冰在冷藏室可保存5天。

CHAPTER 4

我想知道更多關於酮體的知識

Q & A

在第四章裡，我將從事飲食控制指導以來經常被問到的問題，以及自己實際執行減醣低碳飲食時曾碰過的煩惱，全都彙整在此。「麻生式減醣低碳飲食」成功率不但高，而且很簡單！我期待透過本書幫助越來越多人打造出趨近理想的體態。

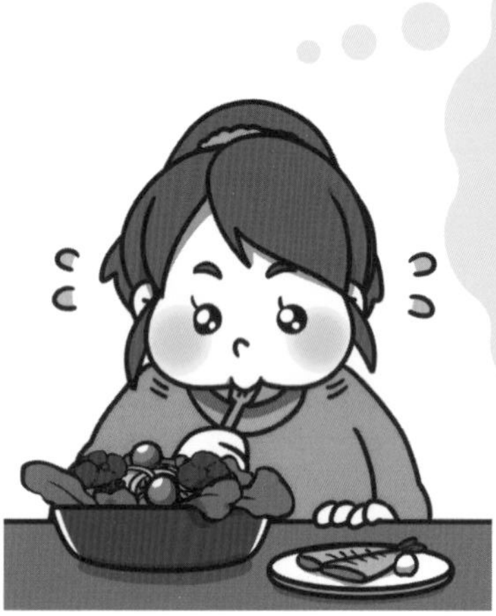

Q

雖然理解蛋白質量與含醣量的概念，但實在不確定到底可以吃多少？

A

蛋白質需求量的比例大概是1公斤體重攝取1.2克～1.6克的蛋白質。醣類含量基本上與體重無關，請參照本書第45頁的說明。

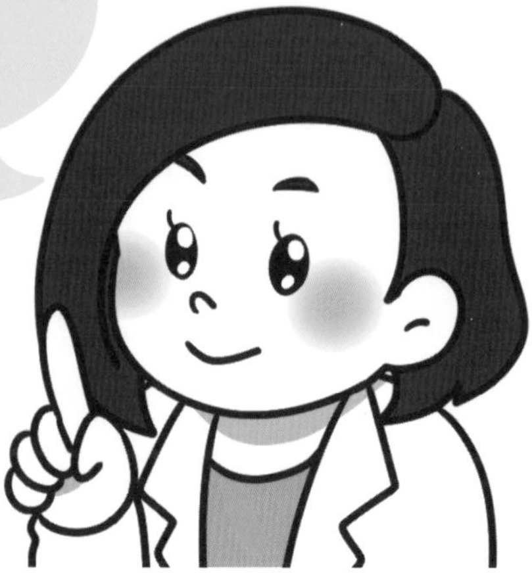

體重（kg）	蛋白質量（g）	肉類、魚類換算量（g）
100	120～160	600～800
95	114～152	570～760
90	108～144	540～720
85	102～136	510～680
80	96～128	480～640
75	90～120	450～600
70	84～112	420～560
65	78～104	390～520
60	72～96	360～480
55	66～88	330～440
50	60～80	300～400

將蛋白質量換算成食物量

我在第53頁曾說明，蛋白質含量並不等同食物的量。這是因為幾乎沒有一種食材是單純由蛋白質構成。

肉類及魚類的蛋白質含量約為淨重的20%，蛋為30%、黃豆為10%。食品營養標示中都清楚標示含量，記得把所攝取的蛋白質含量記錄下來。並請多多利用第195頁的飲食控制筆記。

Q

吃下精準計算分量的肉類跟蔬菜，但肚子脹脹的好不舒服，這樣下去真的可以嗎？

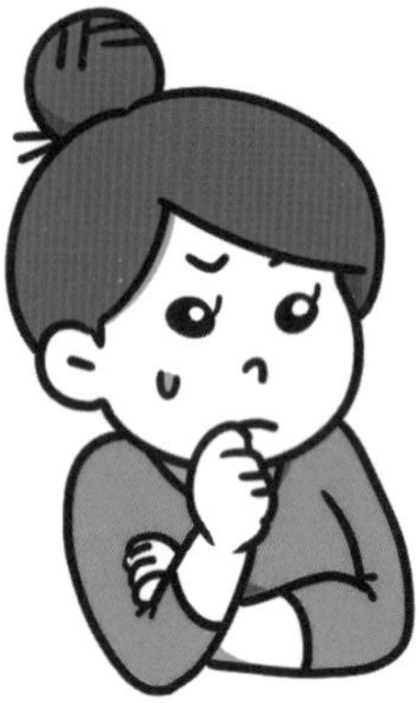

A

可能是吃超過消化道可負擔的量，試著將分量稍微減少。

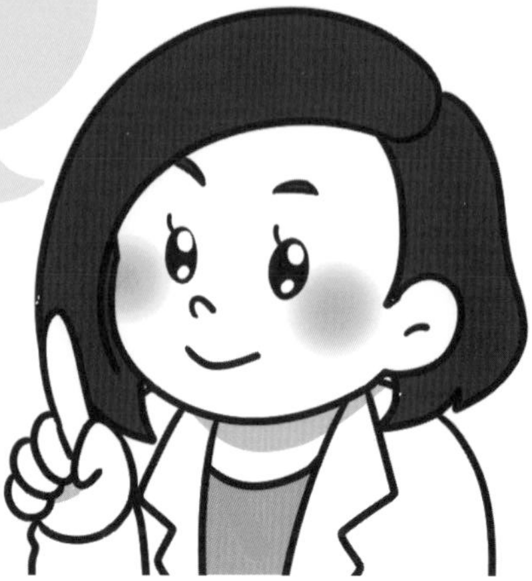

每個人的消化能力不盡相同
不必盡信照表操課，請適時諮詢專家

每個人體質多少有個別差異，消化能力也是如此，每個人的食物消化能力都不一樣。

消化液、消化酵素由蛋白質所構成。可能平常蛋白質攝取不足導致消化能力較弱。也有可能長久的蔬食生活下，腸道細菌一時之間還沒習慣消化那麼多量。如果實在覺得肚子不舒服，別勉強自己，稍微把量減少一點試試看。

拉高蔬菜攝取量也是一種方法，但這不是由個人來下判斷，如果一直覺得不舒服，請務必諮詢醫師或專家。

Q

我聽人家說沒吃米飯腦子就轉不動，都沒吃飯真的OK嗎？

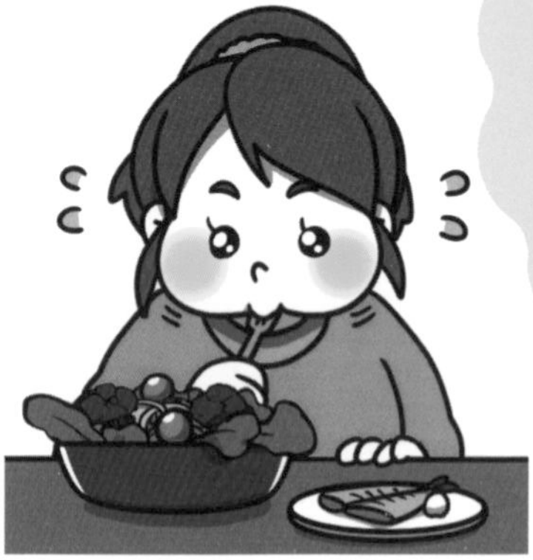

A

沒問題的！因為酮體會取代醣類成為大腦能量的來源。

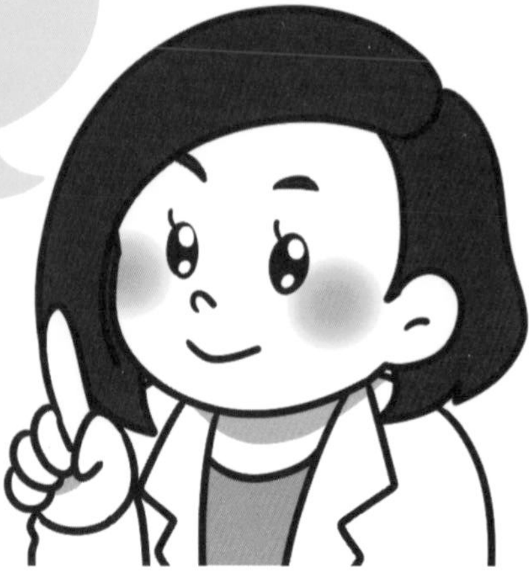

酮體是取代醣類的超級能量！

「累的時候吃一點甜食很有用！」或「好好吃飯感覺大腦好像比較靈光」，這些都是沒有根據的迷信。

我猜這類說法恐怕來自於「白米至上主義」，以及對能量不足所衍生的不安全感。但是請放心！因為酮體是取代醣類的新能量來源。

肝臟生成的酮體不但可成為能量輸送到全身各處，對大腦也具備同樣功能。沒有「大腦無法利用酮體」這回事，請放心！只要繼續吃麻生式減醣低碳飲食的一天，大腦也會持續運作不罷工。

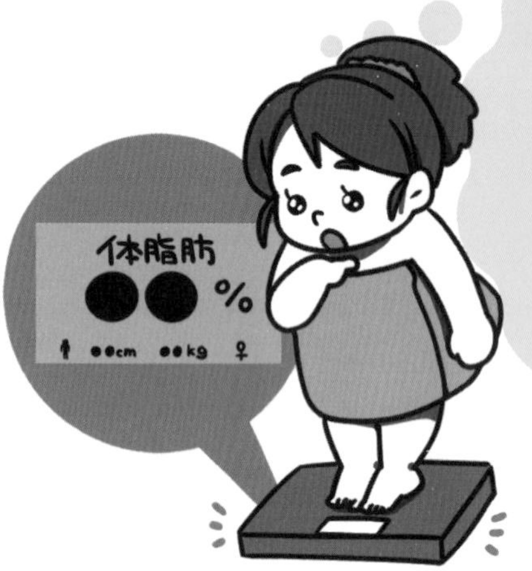

Q

都運動了脂肪量卻降不下來，為什麼？

A

可能是營養不良，試著增加蛋白質的量試看看。

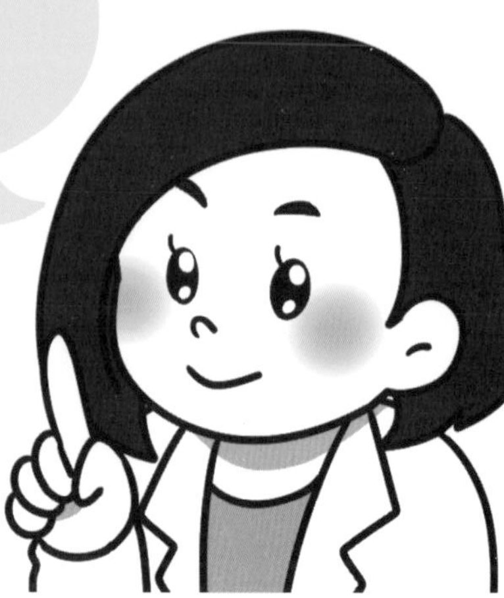

營養不良也會胖！一定要好好攝取蛋白質！

大家有聽過「燃燒脂肪也需要『爐灶』」的說法嗎？這個「爐灶」實際上指的就是肌肉。長肌肉的必備原料正是蛋白質。換句話說，「麻生式減醣低碳飲食」在做的工作就是協助打造這座「爐灶」。

如果都努力運動了體脂肪卻還是減不下來，或許是蛋白質攝取不足的關係。

建議檢查看看，除脂肪體重是否下降了？真的想燃燒脂肪，就得留意運動時務必額外攝取更多的蛋白質。人一旦營養不足，身體自我保護機制很容易轉變成難以燃燒能量的「節能」體質。身體越衰弱，越會打回原形再次回到瘦不下來的體質。

Q

晚飯吃得很晚，有時候沒空吃，一天只吃兩餐可以嗎？

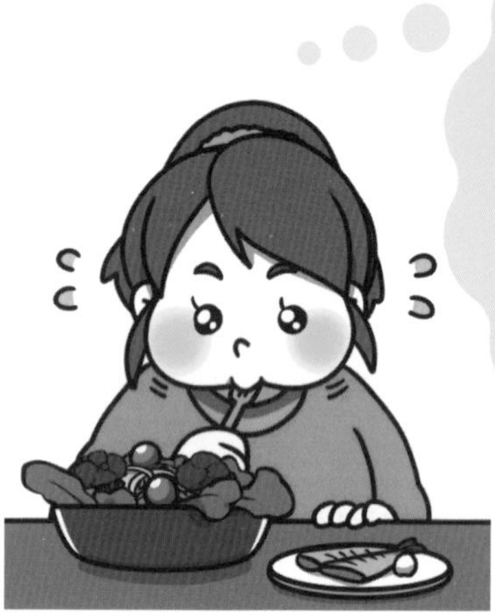

A

偶爾的話OK，但基本上還是一日三餐。

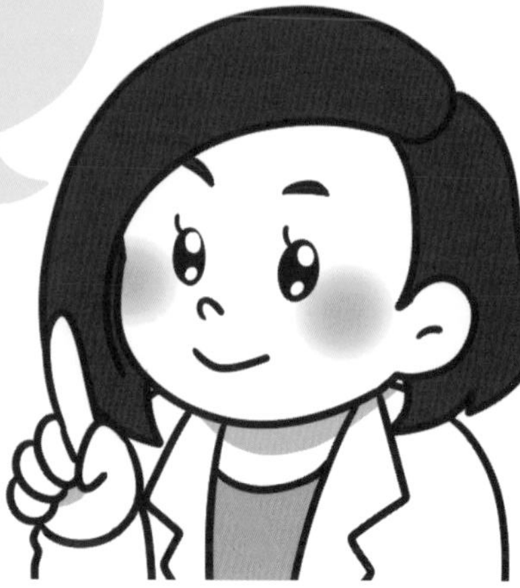

盡可能保持一日三餐。全混在一次吃可不行！

理想上我當然希望各位每天都好好吃三餐，但忙的時候偶爾通融一下還是可以的。

儘管每個人狀況不同，但身體單次可吸收的蛋白質量大概在20∫25克左右。一個體重60公斤的人在麻生式減醣低碳飲食的每日蛋白質目標攝取量約在72∫96克，用食物重量換算約是360∫480克，但如果將上述分量分成兩餐的話，每餐分配的蛋白質量會超出身體一次可吸收量。如果提升自己的消化能力，多攝取的蛋白質將以體脂肪的形式貯存為儲備能量，但要小心食物未消化完亦可能造成腸道環境的紊亂。

因此建議，最好將每日蛋白質攝取量均衡分配到三餐。

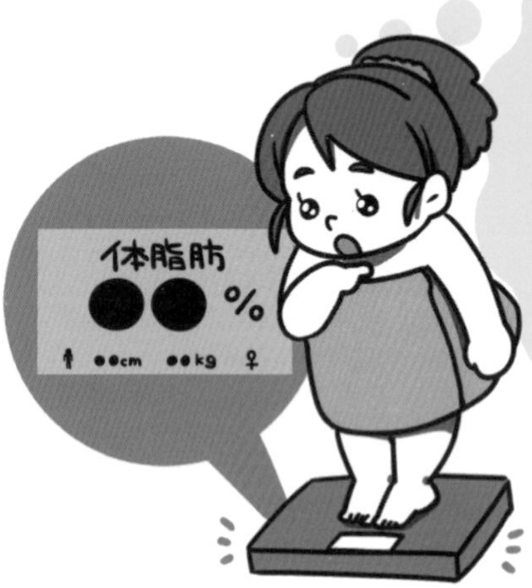

Q

都喝了椰子油卻還是瘦不下來。

A

椰子油可不是減肥藥！

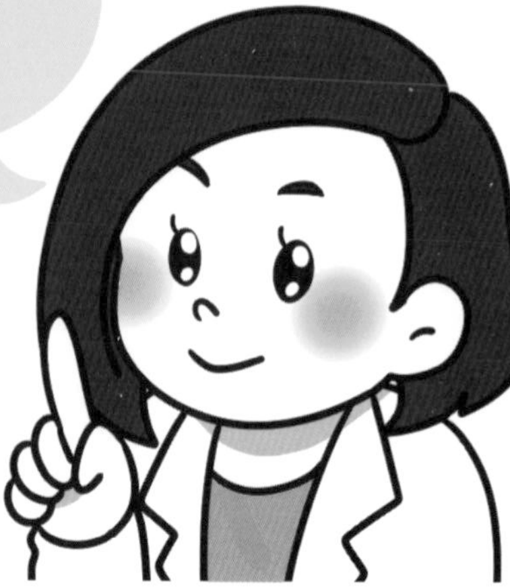

為了切換成酮體迴路，需在導入期巧妙使用椰子油

誤把椰子油當減肥藥的人還真不少！

但如同我在第70頁說明的，椰子油無論如何都只是啟動酮體迴路的火種，扮演協助角色而不是主角，它不過是點燃卡鏽的酮體迴路罷了，不代表吃椰子油就會瘦。

很難開始瘦的醣類中毒者，或因為限醣出現頭痛、頭暈症狀時，用椰子油效果就很好，也可以吃椰奶或椰子粉。但是順利入酮後就應該停止吃它們，用自己的體脂肪釋出酮體。

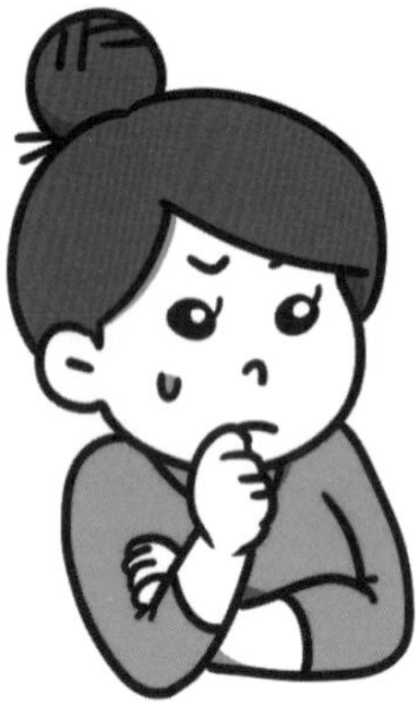

Q

一把甜食吃回原本的量，結果一下子就復胖了！難道進入維持期還不能吃甜食嗎？

A

即使進入維持期也千萬別大意！一起回到導入期吧。

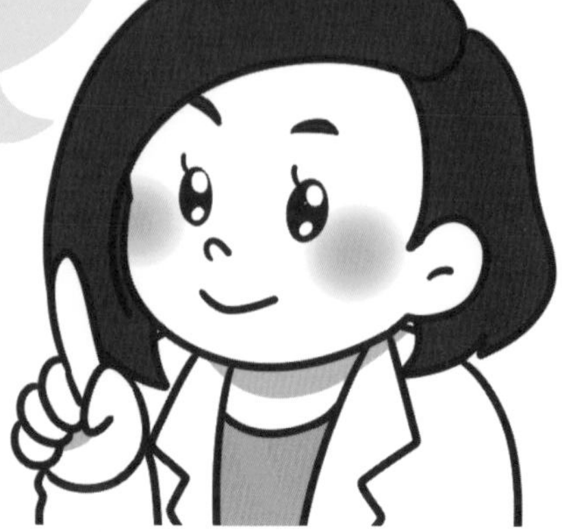

要讓酮體不間斷運轉，就是不可以有醣類！

酮體迴路如果運轉順暢，身體會變得像油電混合動力車般，自由切換兩種迴路。但如果身體完全恢復過去胖的時候的飲食習慣，酮體迴路將再度封鎖，復胖回原來的體重也一點都不意外。

彷彿不小心喚醒一個沉睡的孩子般，這正是減重最容易陷入的陷阱。以為只破戒一次不要緊，結果在那之後就兵敗如山倒……

你們說這是不是跟談戀愛一模一樣？

事情既然都發生了也沒辦法，乖乖再回到導入期從零開始吧！這一次，一定要堅持下去啊！

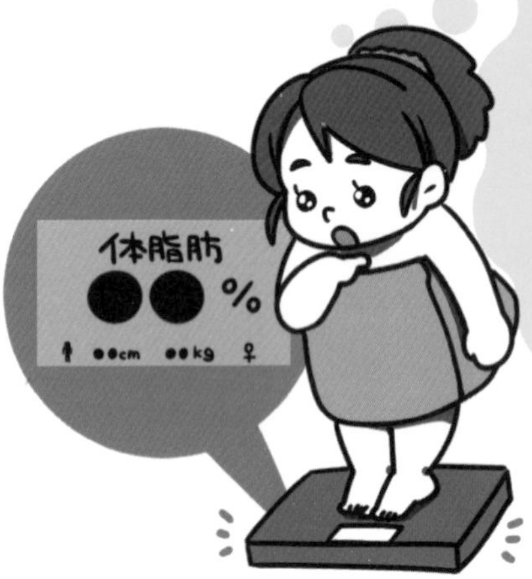

Q

想在減重期去油瘦個徹底，Omega-3脂肪酸是油耶！可以不吃嗎？

A

去油對減重完～全～沒有意義！任何時候都務必要好好吃下Omega-3脂肪酸喔！

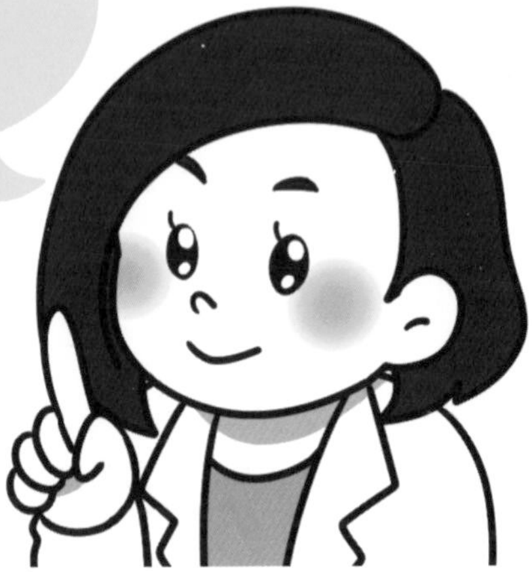

「油＝胖」完全是迷信！重點是掌握油的種類，正確攝取油脂

長期以來，人們都堅信「油脂是減重的天敵」，也有很多人誤以為攝取油脂就會變胖，但正確來說其實是「因油而異」。Omega-3 脂肪酸被稱為必需脂肪酸，它是人體不可或缺的必需營養素。

Omega-3 系列的次亞麻油酸（α-linolenic acid, ALA）、Omega-6 系列的亞麻油酸（Linoleic acid）等營養素，人體無法自行合成而得從食物中攝取，才被稱為「必需」脂肪酸。現代日本民眾攝取 Omega-6 脂肪酸的量壓倒性的高出 Omega-3 脂肪酸許多。但 Omega-3 脂肪酸除了能改善血流，還能預防生活習慣疾病，益處多多！所以請務必每日確實攝取 2 克以上的 Omega-3 脂肪酸。

Q

除了蛋白質、蔬菜、藻類、蕈菇類、Omega-3 脂肪酸，還必須攝取什麼樣的營養素？

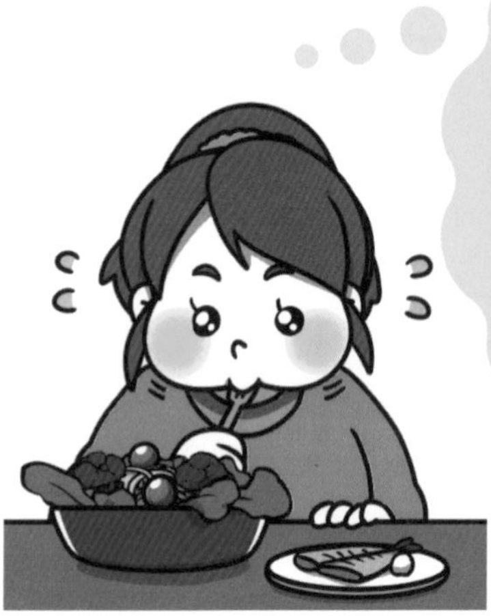

A

維生素、礦物質可協助營養素轉換能量更有效率，一定要認真吃喔！

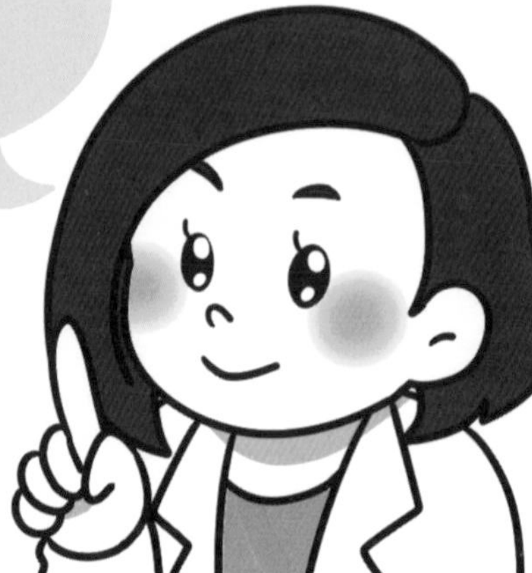

一日所需營養素

蛋白質	體重（kg）×1.2～1.6（g）
膳食纖維	20g 以上
Omega-3 脂肪酸	2g 以上

維生素 A	900μgRE
維生素 D	2000I.U.
鉀	3500mg 以上
鈣	650mg 以上
鎂	350mg 以上
鐵	5mg（生理期女性需要 10mg）
鋅	男性 15mg、女性 10mg

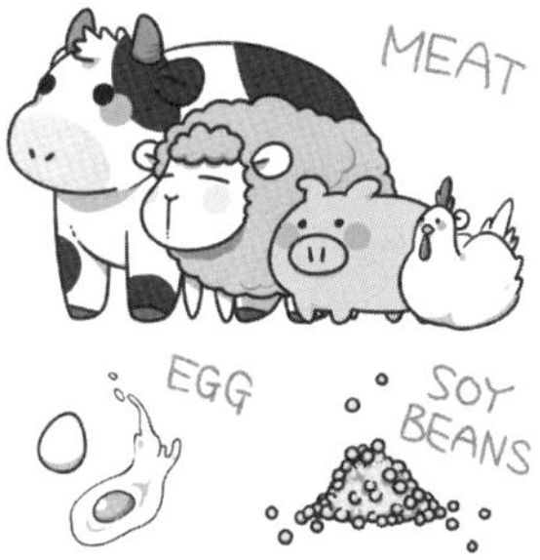

逐步將關注焦點轉移至食材本身營養

人體的構成細膩且複雜，總是攝取同種類蛋白質跟蔬菜將無法完整修補這個精密的構造。習慣了「麻生式減醣低碳飲食」就可逐步將關注的焦點轉向營養素了！

維生素及礦物質是我希望各位積極攝取的營養素。建議除了留意含醣量（請參照第 177 頁）之外，食物種類也要儘量豐富多元，當然，別忘了多吃一點當季食材。

Q

聽說限醣身體會飄散出一種節食臭，這是真的嗎？

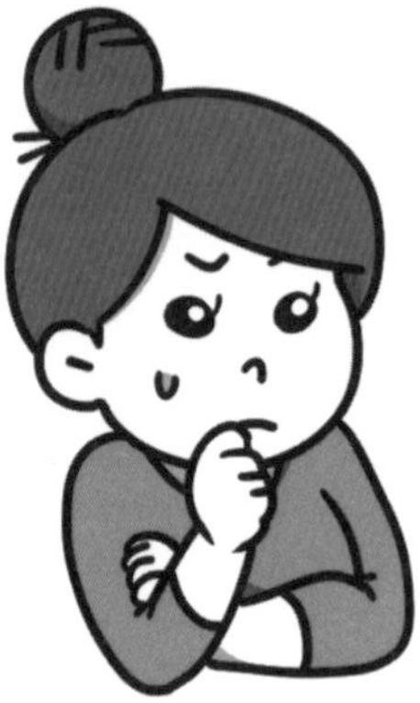

A

別擔心，「麻生式減醣低碳飲食」一點都不臭！

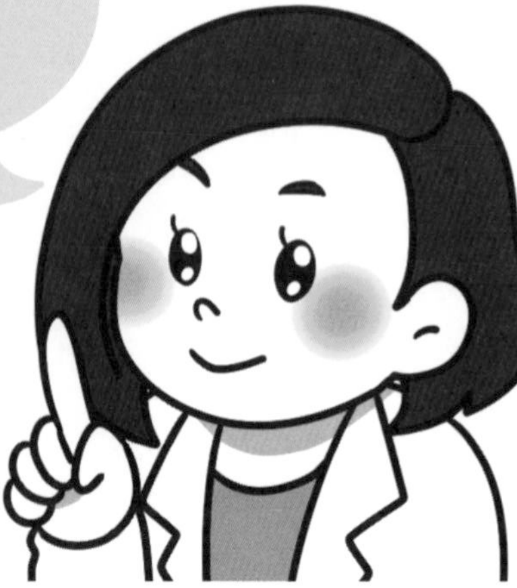

不會發出酮臭的生酮飲食就是「麻生式減醣低碳飲食」

儘管都是限醣飲食，但操作的手法也是五花八門。最理想的狀態是選擇符合自己飲食控制目的跟體質的方式，在此我一併介紹「麻生式減醣低碳飲食」的特色。

一般來說我們稱呼這種「臭」為「酮臭」。

當酮體釋出，身體、氣息、尿液會散發出一股臭味。發出臭味是因為酮體由丙酮、乙醯乙酸及β-羥丁酸所構成，當中的丙酮跟乙醯乙酸很容易散發出臭味。

然而「麻生式減醣低碳飲食」中，我們增加的是β-羥丁酸，所以並無產生酮臭的疑慮。

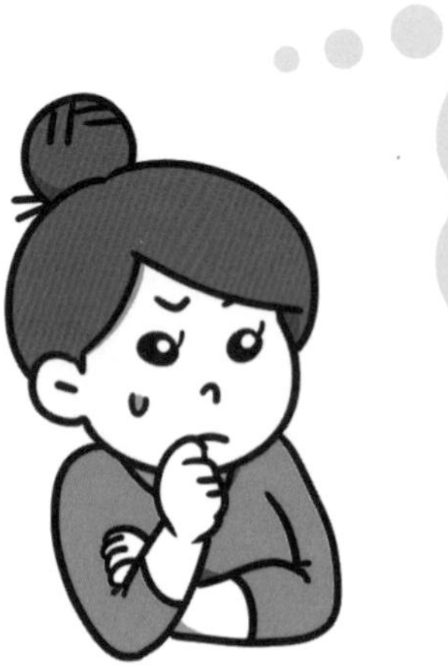

Q

使用酮體試紙時，有什麼注意事項嗎？

A

使用試紙那一天請整天都不要吃椰子油。

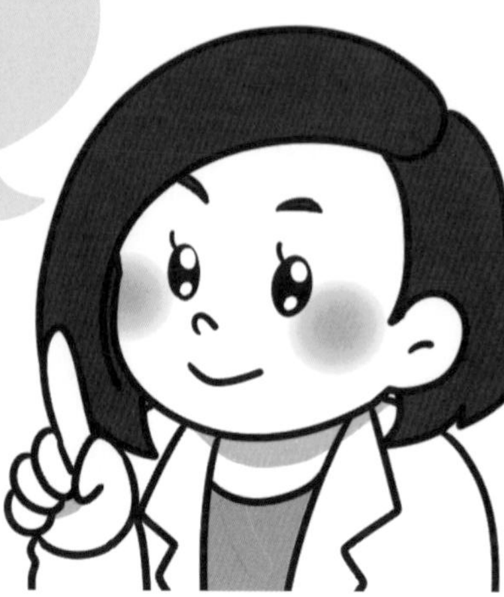

試紙對椰子油的反應敏銳，測試時請先停用24小時

在前面的章節我曾約略提及，有種醫療用品能檢查酮體迴路是否已順利啟動，必須有醫師的處方籤才能取得，那就是酮體試紙。

實際上人體一攝取到椰子油，其富含的中鏈脂肪酸在體內會馬上轉換成酮體，所以很容易反映在酮體試紙上。但無論如何，椰子油充其量是誘導物，為了精準掌握身體是否已順利釋放出酮體，需要在測試當天停吃椰子油。

停吃椰子油超過二十四小時的一個整天，就不至於會影響到試紙的測試結果。

Q

可以讓小孩也吃「麻生式減醣低碳飲食」嗎？

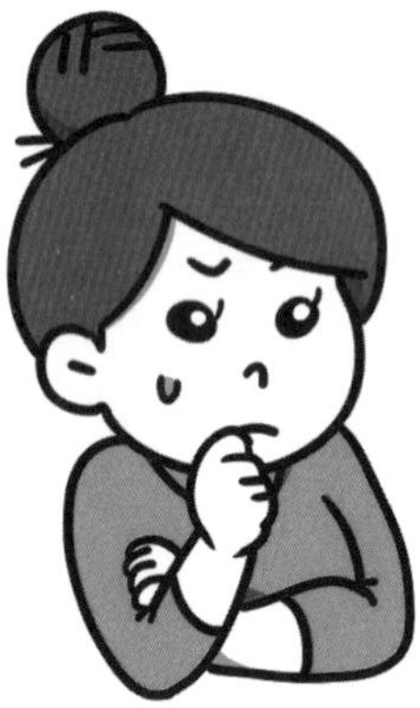

A

不建議成長期的孩子或孕婦使用。

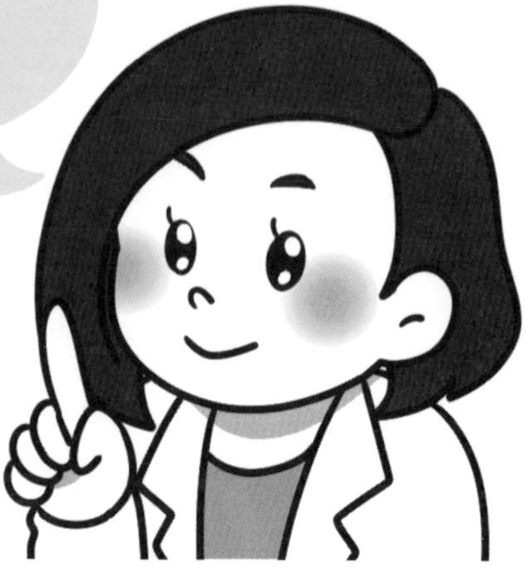

請給予孩子最真實的「食育」

小孩與大人最大的不同點在於「是否需要成長發育」。孩子要成長，身體新陳代謝十分旺盛，一般來說並不需要做任何飲食控制，即使這套飲食法是「麻生式減醣低碳」也一樣。

但無論大人小孩都須注意「對身體不好的醣」跟「對身體不好的油」，最好少吃使用高果糖葡萄糖漿、添加物及反式脂肪的垃圾食物，多吃以天然食材做的正餐跟點心，我認為這才是最好的「食育」。

但如果是極端肥胖的孩子，切勿以個人經驗判斷，請務必諮詢醫師或相關領域專家意見。

Q

我媽媽七十多歲，她對「麻生式減醣低碳飲食」非常有興趣，請問她也可以吃嗎？

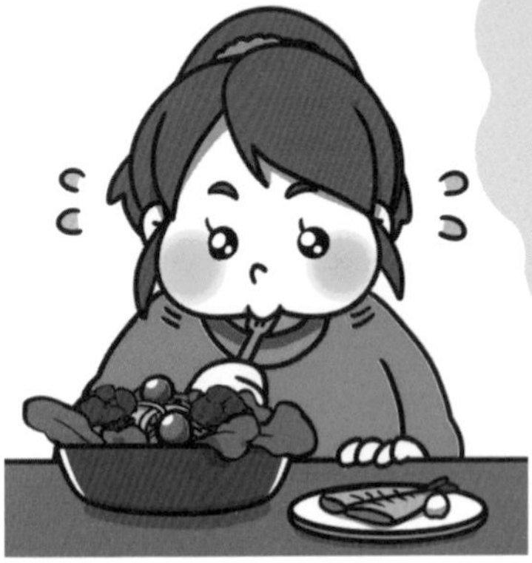

A

可以！但是，請執行「寬鬆」的減醣低碳即可。

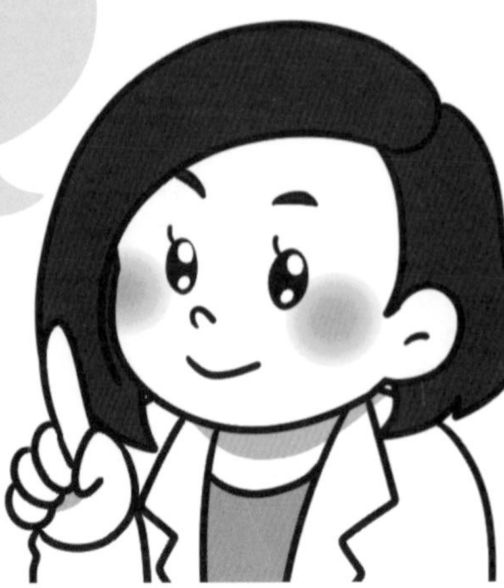

高齡者身體所需的蛋白質跟礦物質一定得足量攝取！

高齡者，尤其女性，大多面臨了營養失調、骨質疏鬆症等問題，這些問題的成因多指向蛋白質攝取不足。因此即使目的不是減重，僅是為了保持健康，麻生式減醣低碳飲食還是很有效的。

儘管我也期待年長的朋友們積極執行「麻生式減醣低碳飲食」，但若考量年齡，太過極端的飲食控制恐造成身體負擔，那麼無須勉強從導入期開始，可改從維持期開始嘗試。

方法很簡單，就是一天攝取 70 ～ 130 克醣類，但蛋白質的攝取量較平常再多一些即可。請以寬鬆的減醣低碳持續享受人生，並同步打造出健康的身體。

Q

我好喜歡日本傳統的和食，但和食不甜就不好吃，真的不能用味醂嗎？

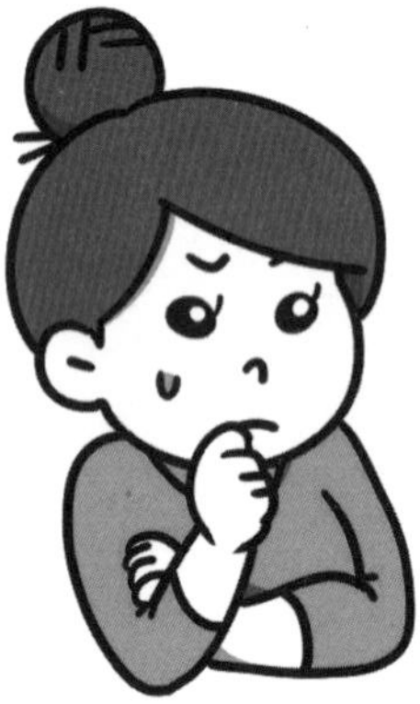

A

也有不會讓血糖值升高的天然甜味劑。

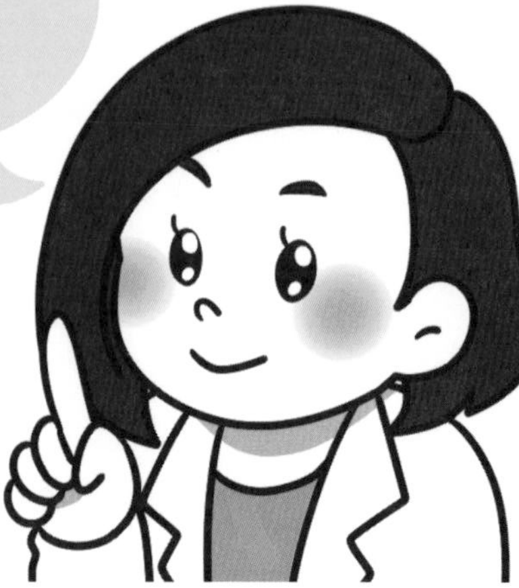

使用不會升高血糖值的甜味劑「羅漢果」

日本和食最經典的料理「燉菜（煮物）」一定要有甜味，因此除了味醂，做馬鈴薯燉肉或照燒鰤魚等料理，用砂糖調味的人也不算少。以料理酒作基底，再用醬油、味醂跟砂糖調味的日本料理，毫無疑問都是滿滿的醣類。

我推薦大家的天然甜味劑是「羅漢果」。含有甜味物質卻幾乎不會讓血糖值升高的羅漢果，是有助於健康的甜味劑，它不是人工甜味劑可安心食用。

但天然甜味劑的使用，僅限於酮體迴路運作中的減重期跟維持期。有些人體質即使攝取的是零醣調味料，但身體只要感覺到甜就會釋放出胰島素，所以要特別注意。

Q

在「麻生式減醣低碳飲食」中，攝取營養補充品是可以的嗎？

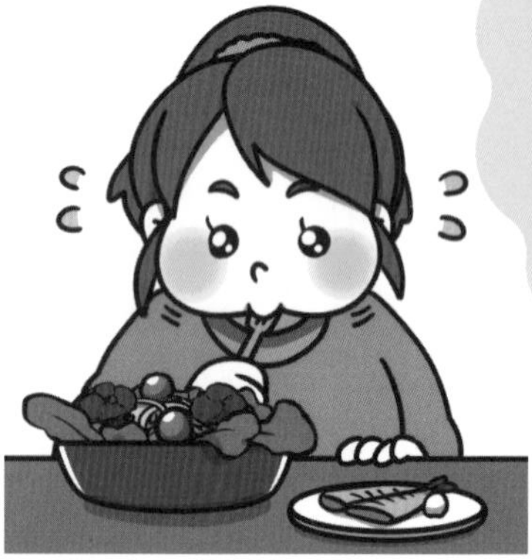

A

請巧妙攝取補足缺乏的營養素吧！

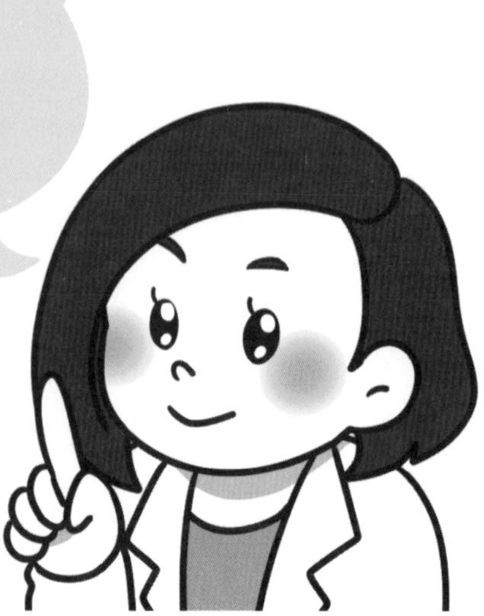

用維生素、礦物質、蛋白質補充保健品積極補足缺乏的營養！

「麻生式減醣低碳飲食」是靠蛋白質、蔬菜、藻類、蕈菇類就能大口滿足的飲食法。但如同前面提過的，維生素、礦物質等是為了身體好必須攝取的營養素。

飲食控制的時間還不長，還無法從食物中獲取充足營養的人，建議選擇添加物較少的優質營養補充品補足缺乏的營養。

尤其是無法只透過食材補足蛋白質，不小心瘦到脂肪體重的人，請務必試試吃一些蛋白粉。醣類較少的大豆蛋白、去醣後的糙米蛋白等補充品都十分推薦。

蛋白質＋ α

主要維生素、礦物質一覽表

脂溶性維生素

A（肝臟、鰻魚、蛋黃、紫蘇、麻芛、香芹）；D（魩仔魚、沙丁魚、鮭魚、鮪魚）；E（杏仁、核桃、蛋黃、黃豆、麻芛；K（納豆、香芹、紫蘇、麻芛）

水溶性維生素

B1（豬小里肌、生火腿、鰻魚、青海苔）；B2（雞蛋、牛肝、鯖魚、納豆、舞菇）；菸鹼酸（生肝、雞胸肉、鰹魚、鮪魚、乾香菇）；B6（肝臟、鰹魚、鮪魚、秋刀魚、大蒜）；B12（動物性食物、貝類、海苔）；葉酸（肝臟、納豆、麻芛、酪梨）；泛酸（肝臟、鮭魚卵、麻芛、酪梨）；生物素（雞蛋、杏仁、核桃、乾香菇）；C（檸檬、紅甜椒、香芹、花椰菜）

礦物質

鉀（納豆、香芹、酪梨、明日葉、麻芛）；鈣（櫻花蝦、沙丁魚乾、香芹、麻芛、羅勒）；鎂（小魚乾、櫻花蝦、黃豆、石蓴、青海苔）；磷（小魚乾、櫻花蝦、魷魚）；鐵（肝臟、小魚乾、石蓴、羊栖菜、純可可粉）；鋅（牛肉、牡蠣、小魚乾、黃豆、純可可粉）；銅（肝臟、櫻花蝦、烏賊、純可可粉、腰果）；錳（薑、紫蘇、羅勒、麻芛、石蓴）；碘（昆布、裙帶菜、海苔）；硒（柴魚片、杏仁、乾燥羊栖菜）；鉻（竹筍、杏仁、乾燥羊栖菜）；鉬（納豆、木棉豆腐）

CHAPTER 5

蛋白質&醣類含量確認表

一起來了解日常生活中不經意吃下食材醣類跟蛋白質的含量吧！你以為「青菜應該可以放心！」說不定很意外的含醣量超標。跟我一起聰明選擇低類、高蛋白的食材吧！

肉類

含豐富優質蛋白質的肉可以放心吃到飽！

我希望大家多多攝取的肉類，其含醣量及蛋白質含量會因為肉的種類跟部位而所不同。

※ 以下標示為平均每 100g 含有量

羊肉

羊肉中豐富的左旋肉鹼可促進脂肪燃燒。

小羊排

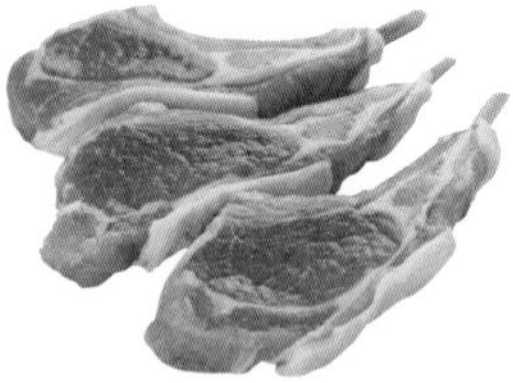

醣類	0.1 g
蛋白質	17 g

羊肉片

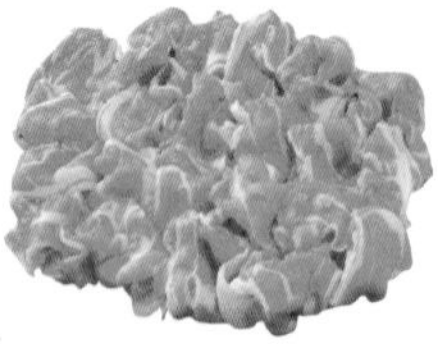

醣類	0.3 g
蛋白質	20 g

牛肉

牛肉含均衡的必需氨基酸且含豐富鐵質，另外還有促進美肌效果的維生素 B 群。

瘦肉

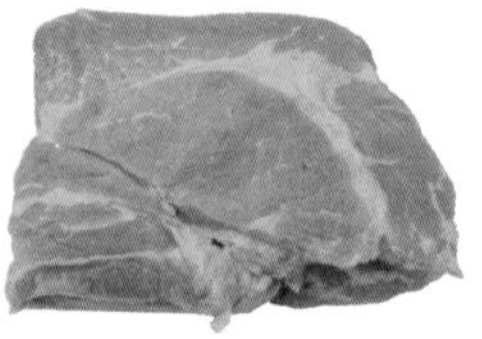

醣類	0.1 g
蛋白質	19 g

雞肉

雞肉無論任何部位都是零醣。含豐富的維生素 B 群，滿滿的膠原蛋白美容效果絕佳。

雞胸肉

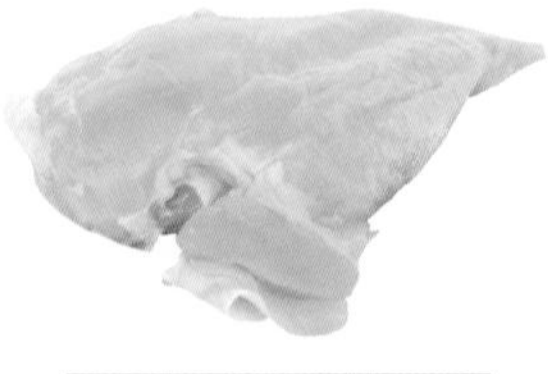

醣類	0.0 g
蛋白質	20 g

雞腿肉

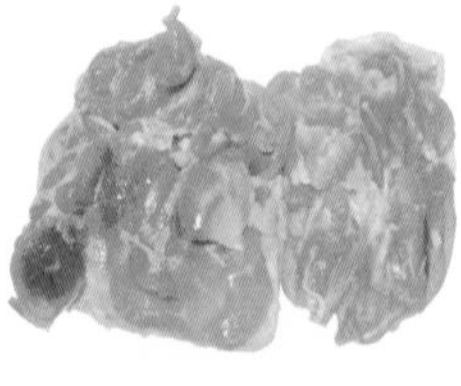

醣類	0.0 g
蛋白質	17 g

雞翅

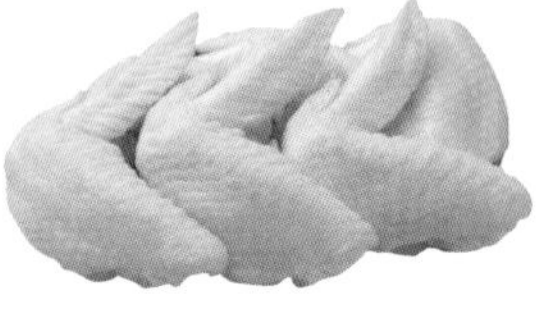

醣類	0.0 g
蛋白質	23 g

雞柳（雞里肌）

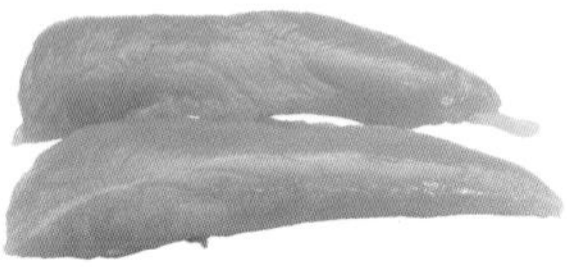

醣類	0.0 g
蛋白質	25 g

豬肉

含有助於恢復疲勞的維生素 B1、鐵質、磷、鈣等。

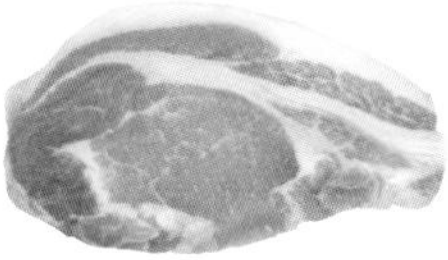

里肌

醣類	0.2 g
蛋白質	19 g

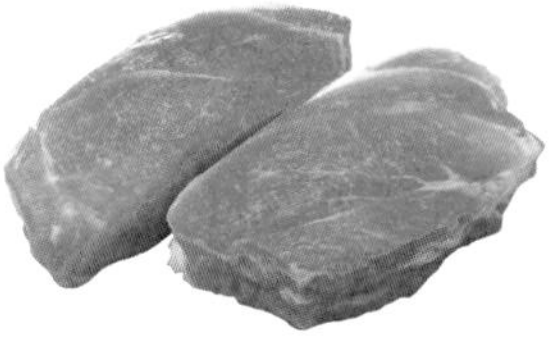

後腿肉

醣類	0.1 g
蛋白質	21 g

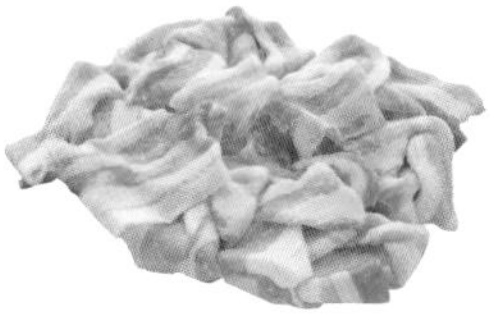

腹脇肉（五花）

醣類	0.1 g
蛋白質	14 g

絞肉

使用絞肉做漢堡排時，請勿使用麵粉來增加絞肉黏性。

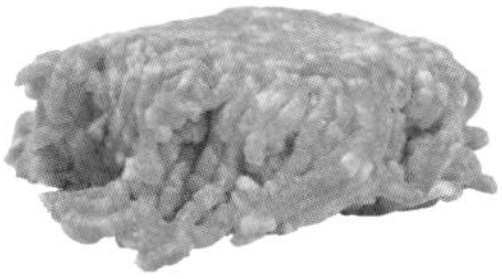

豬絞肉

醣類	0.0 g
蛋白質	19 g

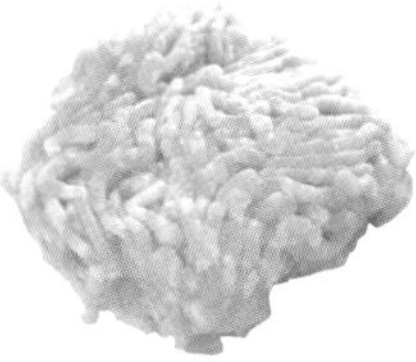

雞絞肉

醣類	0.0 g
蛋白質	21 g

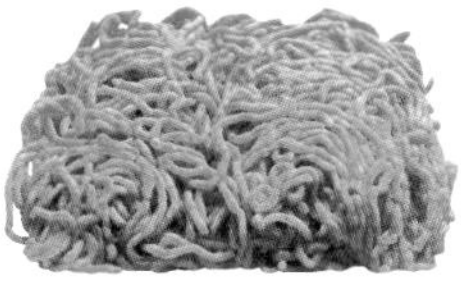

豬牛混合絞肉

醣類	0.3 g
蛋白質	19 g

加工肉品

含有促進脂肪燃燒的左旋肉鹼、維生素 B1。肉品經過熟成會釋放氨基酸，但要小心鹽分攝取。

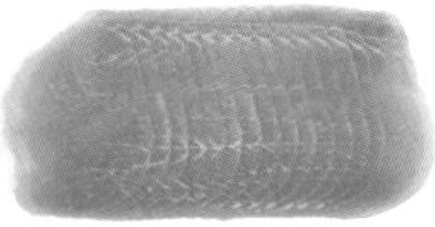

生火腿

醣類	0.0 g
蛋白質	26 g

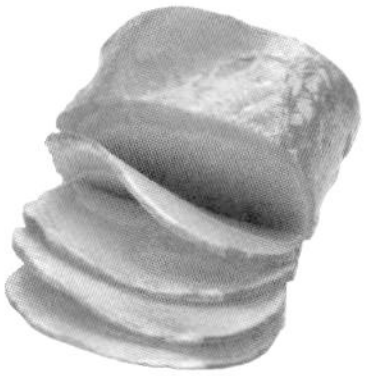

火腿

醣類	1.3 g
蛋白質	17 g

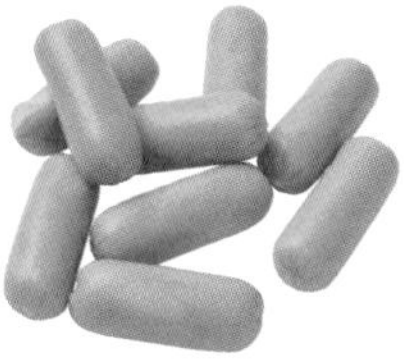

維也納香腸

醣類	3.0 g
蛋白質	13 g

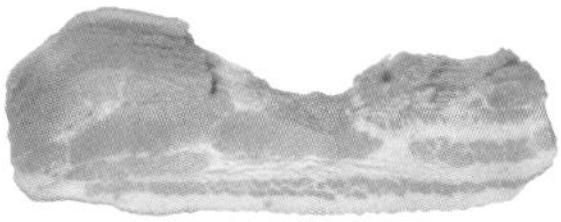

培根

醣類	0.3 g
蛋白質	13 g

海鮮類

低卡路里、高營養價值的海鮮類
每天都得吃上一次！

低碳的海鮮類。特別是青背魚富含有助燃燒脂肪的 Omega-3 脂肪酸。挑選鮮度好的海鮮，大快朵頤吧！

※ 以下標示為平均每 100g 含有量

白肉魚

好消化、高蛋白、低脂肪且含有滿滿的膠原蛋白。味道清淡與任何調味方式都百搭！

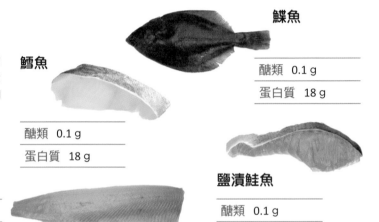

鰈魚

醣類	0.1 g
蛋白質	18 g

鱈魚

醣類	0.1 g
蛋白質	18 g

鮭魚

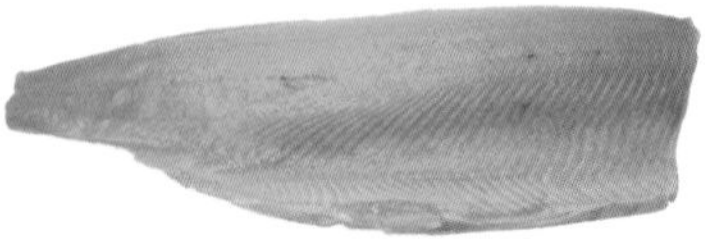

醣類	0.1 g
蛋白質	22 g

鹽漬鮭魚

醣類	0.1 g
蛋白質	22 g

青背魚

Omega-3 脂肪酸中的 DHA（二十二碳六烯酸）及 EPA（二十碳五烯酸）含量非常豐富！

秋刀魚

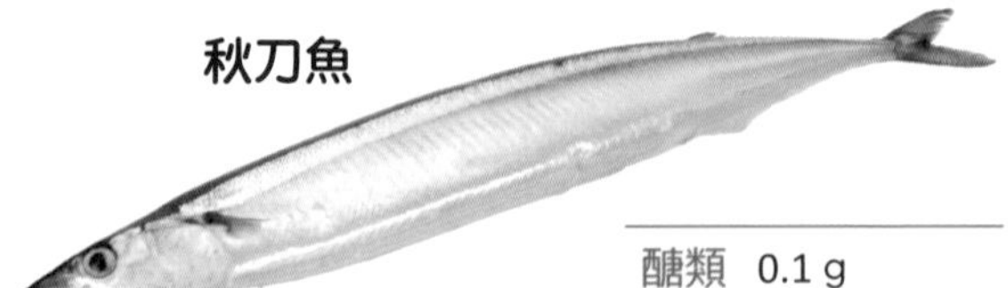

醣類	0.1 g
蛋白質	19 g

鯖魚

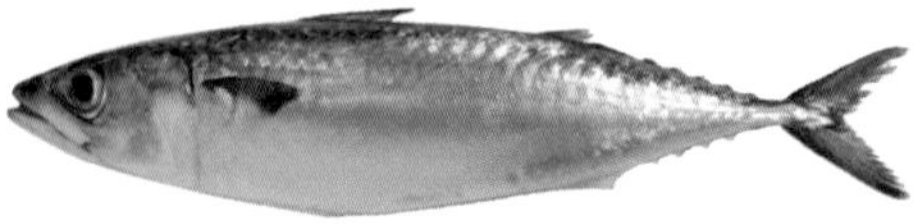

醣類	0.1 g
蛋白質	17 g

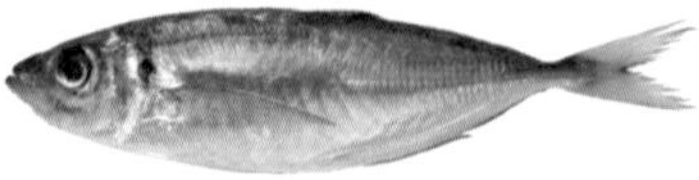

竹莢魚

醣類	0.1 g
蛋白質	21 g

貝類

含有豐富的鈣、鐵等礦物質及維生素，具抗氧化功能的牛磺酸含量也很高！

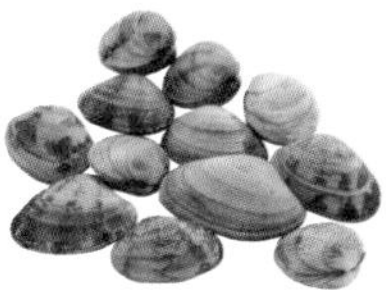

花蛤

醣類	0.4 g
蛋白質	6 g

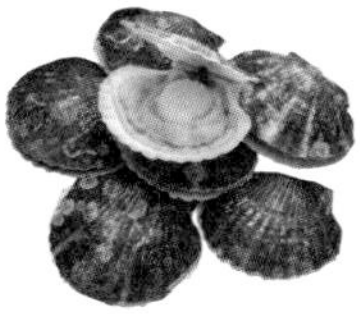

扇貝

醣類	1.5 g
蛋白質	14 g

紅肉魚

鮪魚是所有魚類中 DHA 含量排名的冠軍。無論生食或熟食都是我極力推薦的優質食材。

鮪魚

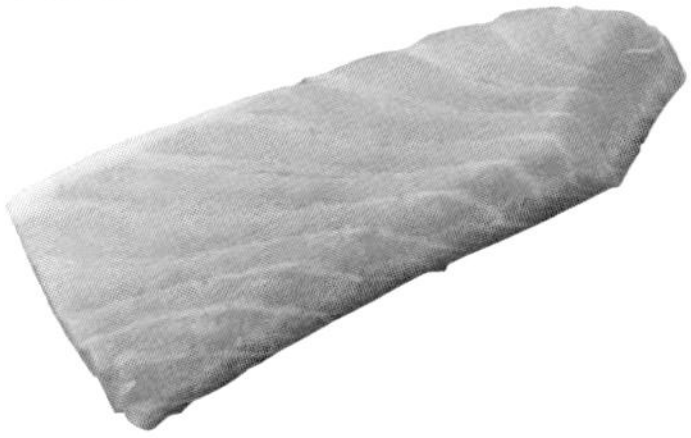

醣類	0.1 g
蛋白質	22 g

蝦、烏賊、章魚

除了含豐富的牛磺酸、膠原蛋白，預防老化的維生素 E 之外，還有可提升免疫力的鋅。

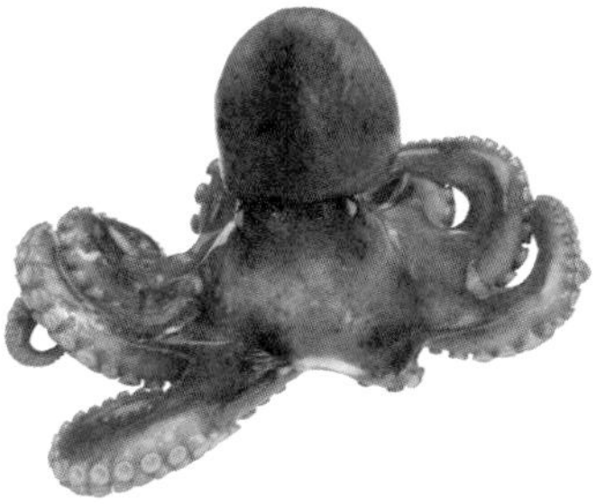

章魚

醣類	0.1 g
蛋白質	16 g

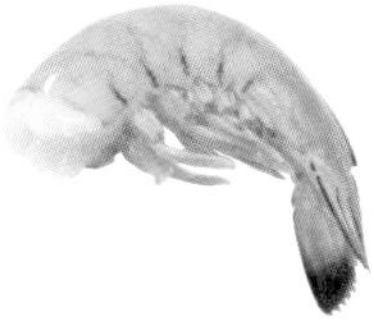

蝦

醣類	0 g
蛋白質	22 g

烏賊

醣類	0.4 g
蛋白質	18 g

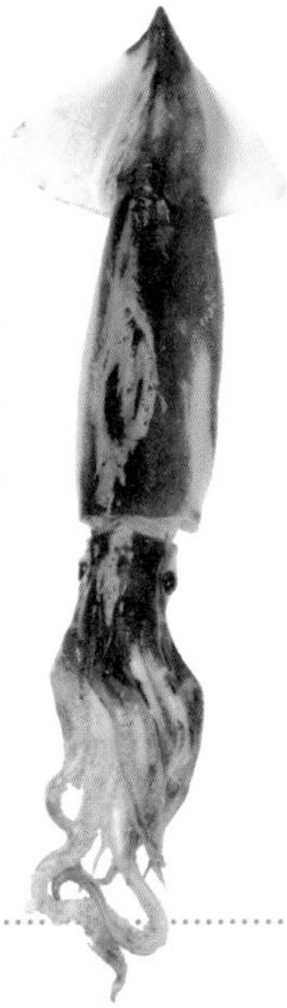

加工魚

高蛋白、低脂肪食材。含有豐富的維生素 D、維生素 B6、菸鹼酸及泛酸（維生素 B5）。

燻鮭魚

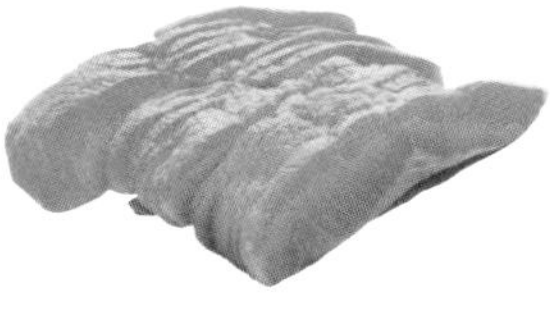

醣類	0.1 g
蛋白質	26 g

豆腐蛋類

可積極攝取的蛋白質來源
含醣量低且具飽足感

蛋是擁有豐富且均衡必需氨基酸的全能型營養食物。豆腐等黃豆製品則是低卡路里、高蛋白質，以經濟實惠的價格就能輕鬆入手的優質食材。

※ 以下標示為平均每 100g 含有量

豆腐

高蛋白質，且含有豐富的鈣、維生素 E、鎂、鐵質、鉀等。

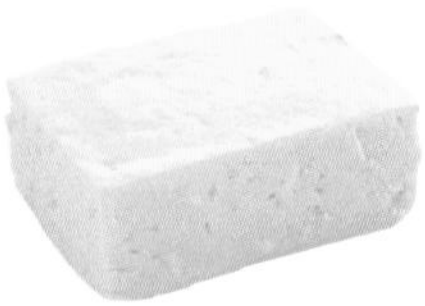

木棉豆腐

醣類	5.1 g
蛋白質	15 g

絹濾豆腐

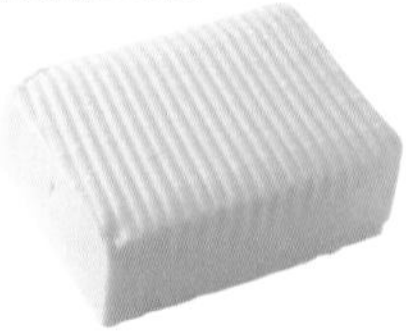

醣類	3.6 g
蛋白質	20 g

高野豆腐
（凍豆腐）

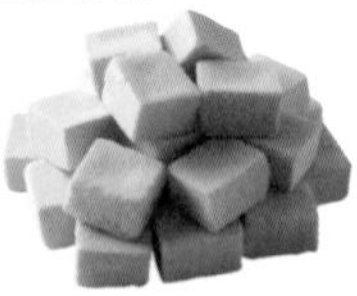

醣類	0.8 g
蛋白質	10 g

蛋

蛋的功能是孵育小雞，所以包含了所有的營養，可說是全能營養食物。

雞蛋

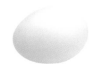

醣類	0.2 g
蛋白質	6 g

大豆加工食品

是非高密度脂蛋白膽固醇（non-HDL-C）。含有均衡的必需氨基酸跟優質蛋白質。

炸豆皮

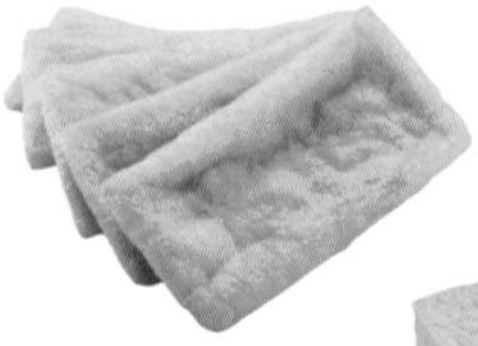

醣類	0.8 g
蛋白質	11 g

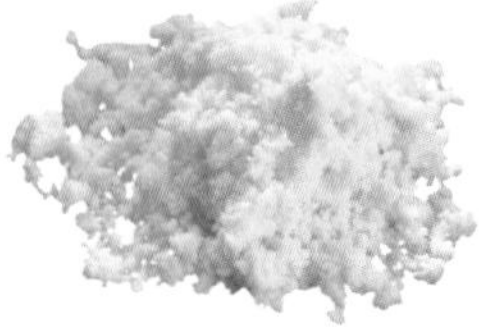

豆渣

醣類	2.3 g
蛋白質	6 g

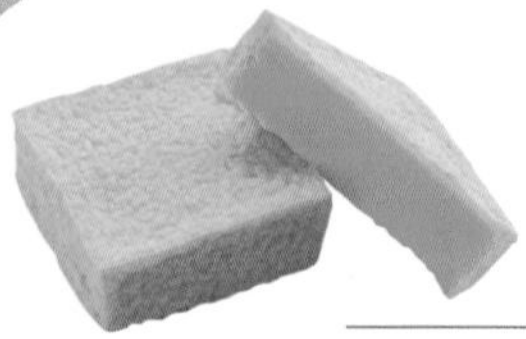

油豆腐

醣類	0.3 g
蛋白質	14 g

蔬菜 藻類 蕈菇類

掌握含醣量高的蔬菜，聰明選擇 注意調味方式

儘管我希望大家多吃蔬菜，但有些蔬菜的含醣量出乎意料的高，要小心！另外，部分蔬菜藉由品種改良增加了甜度。因此，選購時充分掌握含醣量，聰明採買吧。

※ 以下標示為平均每 100g 含有量

花椰菜

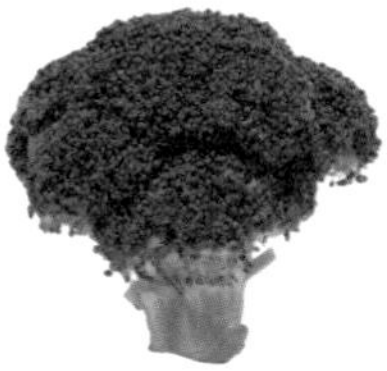

醣類 0.8 g

蛋白質 4.3 g

菠菜

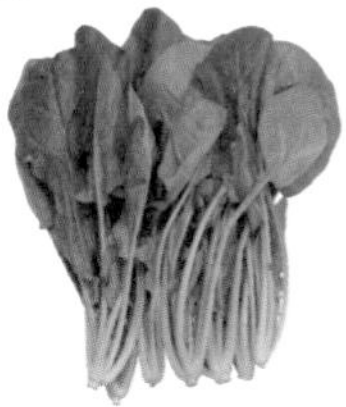

醣類 0.3 g

蛋白質 2.2 g

萵苣

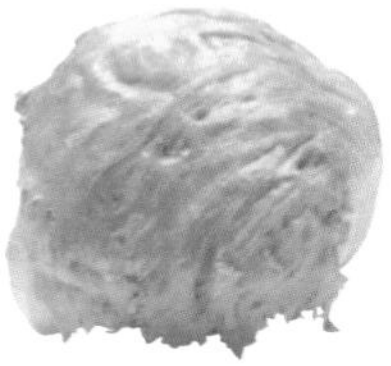

醣類 1.7 g

蛋白質 0.6 g

高麗菜

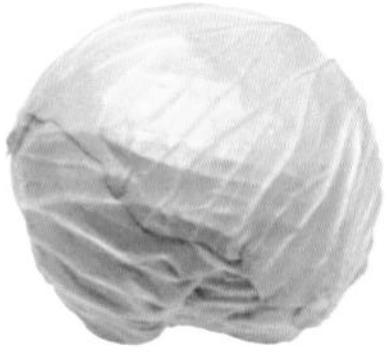

醣類 3.4 g

蛋白質 1.3 g

青椒

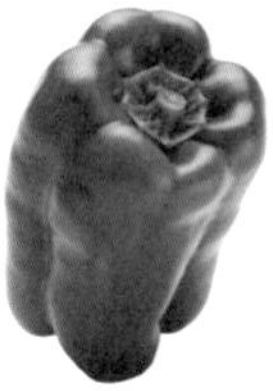

醣類 2.8 g

蛋白質 0.9 g

甜椒（100g 1 個）

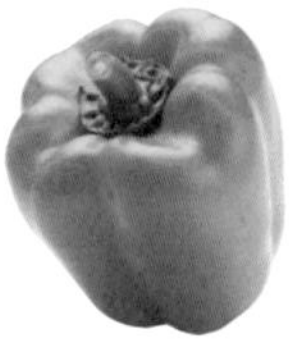

醣類 5.6 g

蛋白質 1.0 g

紅蘿蔔

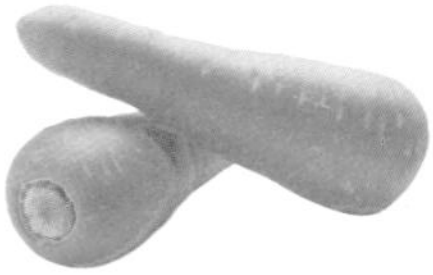

醣類 6.5 g

蛋白質 0.7 g

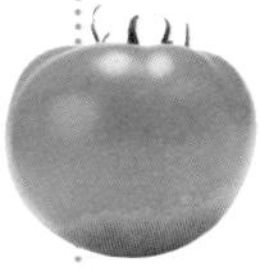

番茄

醣類 3.7 g

蛋白質 0.7 g

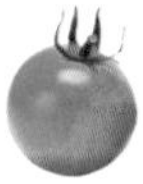

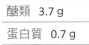

小番茄

醣類 5.8 g

蛋白質 1.1 g

茄子

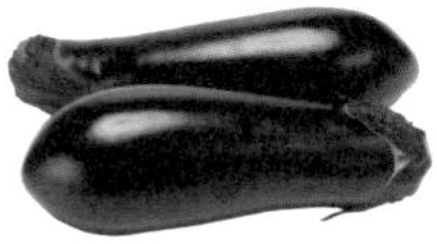

醣類 2.9 g

蛋白質 1.1 g

白蘿蔔

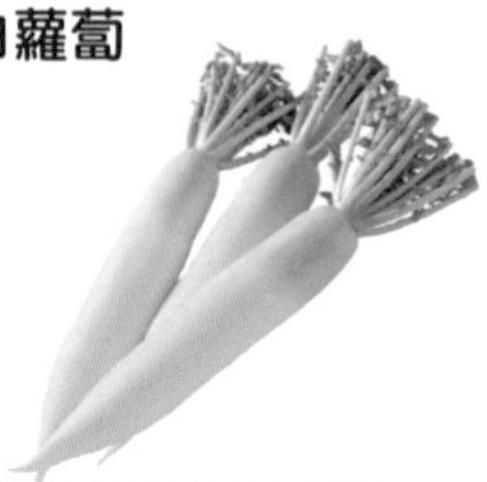

醣類　2.7 g

蛋白質　0.5 g

蔥

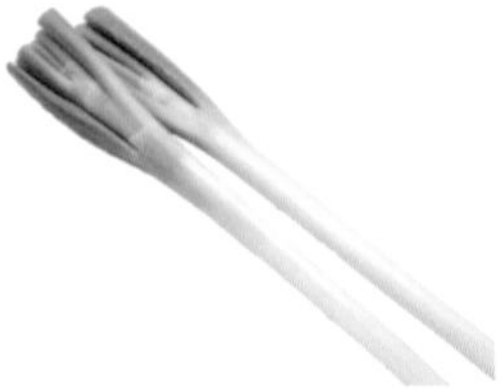

醣類　5.8 g

蛋白質　1.4 g

豆芽菜

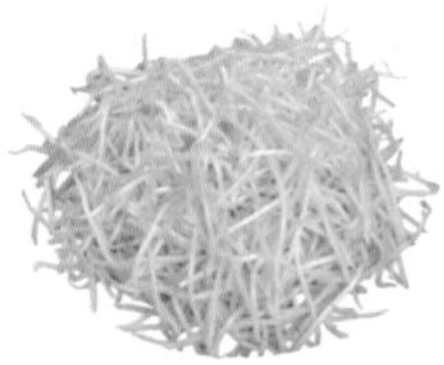

醣類　1.3 g

蛋白質　1.7 g

牛蒡

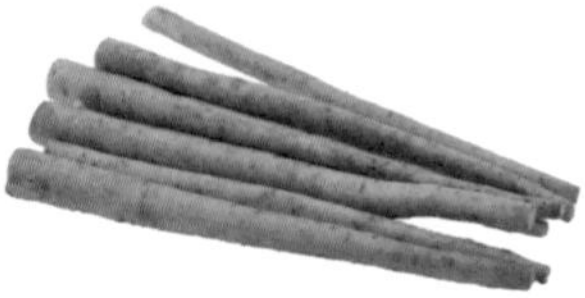

醣類　9.7 g

蛋白質　1.8 g

洋蔥

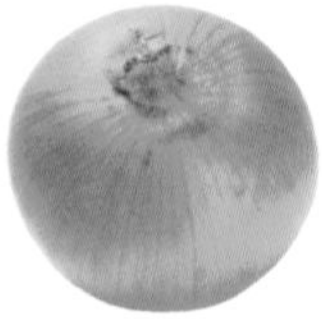

醣類　7.2 g

蛋白質　1.0 g

山苦瓜

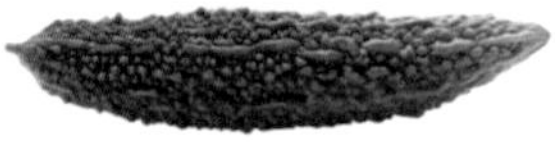

醣類　1.3 g

蛋白質　1.0 g

鷹嘴豆

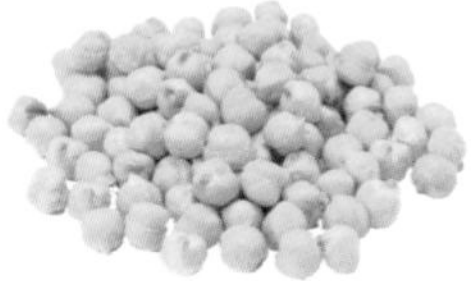

醣類　15.8 g

蛋白質　9.5 g

馬鈴薯

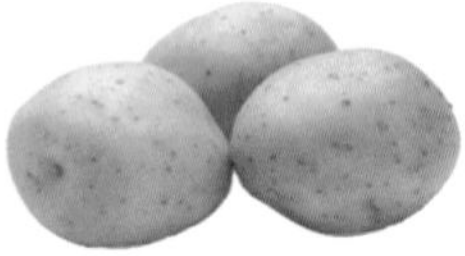

醣類　16.3 g

蛋白質　1.6 g

山藥

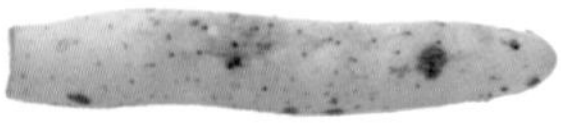

醣類　12.9 g

蛋白質　2.2 g

芋頭

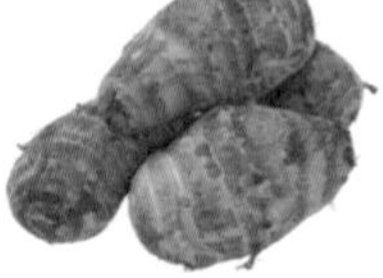

醣類　10.8 g

蛋白質　1.5 g

番薯

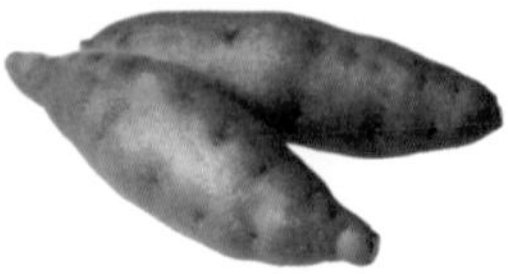

醣類　29.7 g

蛋白質　1.2 g

南瓜

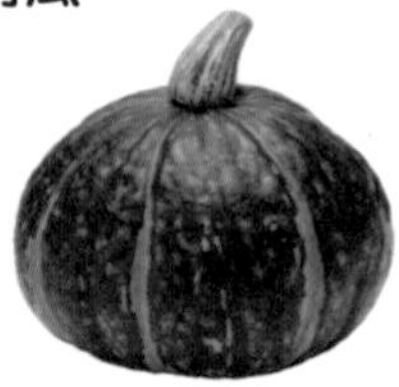

醣類　17.1 g

蛋白質　1.9 g

蒟蒻絲

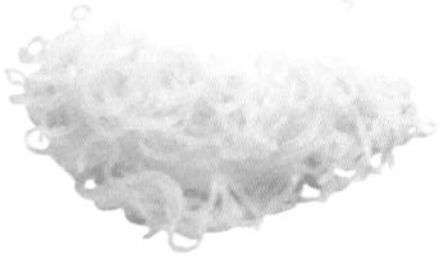

醣類 0.1 g

蛋白質 0.2 g

蒟蒻

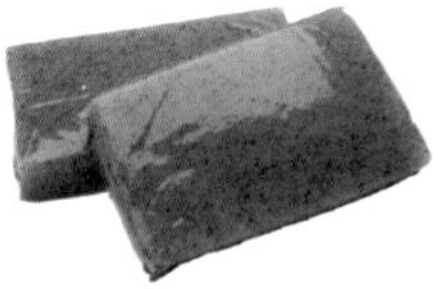

醣類 0.1 g

蛋白質 0.1 g

裙帶菜（海帶芽）

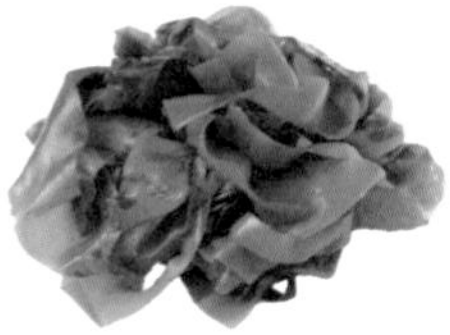

醣類 2.0 g

蛋白質 1.9 g

金針菇

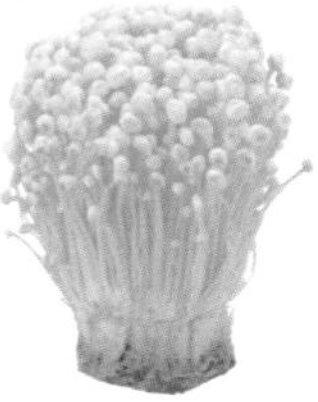

醣類 3.7 g

蛋白質 2.7 g

鴻禧菇

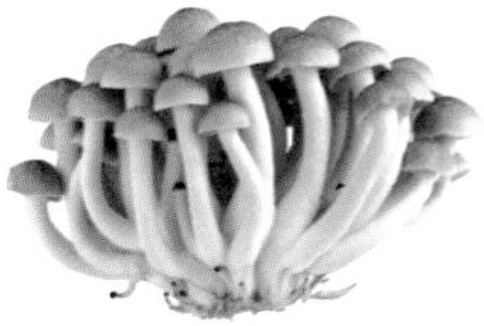

醣類 1.3 g

蛋白質 2.7 g

蘑菇

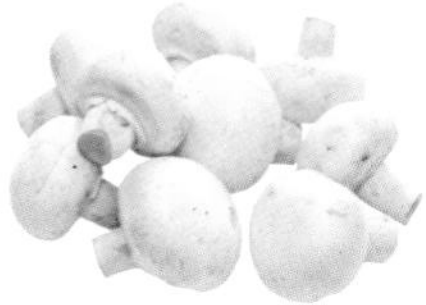

醣類 0.1 g

蛋白質 2.9 g

生香菇

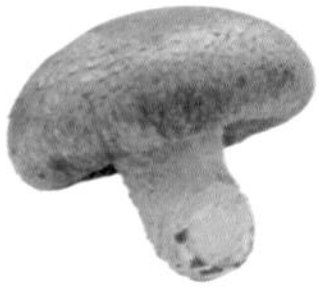

醣類 1.5 g

蛋白質 3.0 g

舞菇

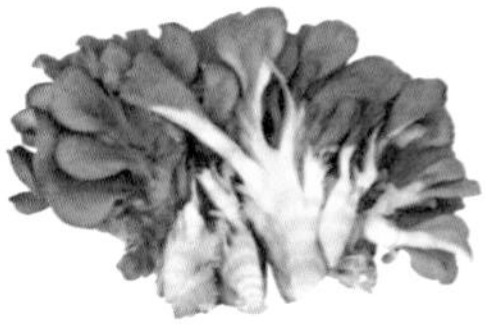

醣類 0.9 g

蛋白質 2.0 g

滑菇（珍珠菇）

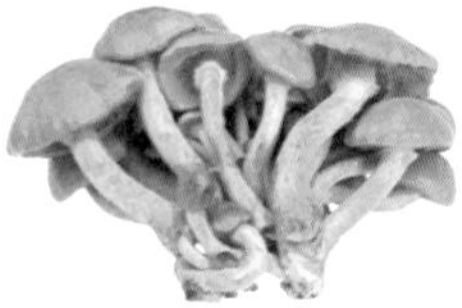

醣類 1.9 g

蛋白質 1.7 g

乾燥羊栖菜

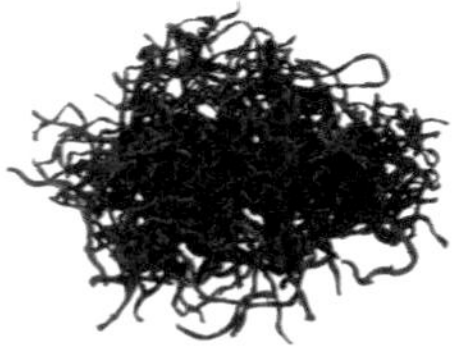

醣類 6.6 g

蛋白質 9.2 g

和布蕪褐藻
（裙帶菜孢子葉）

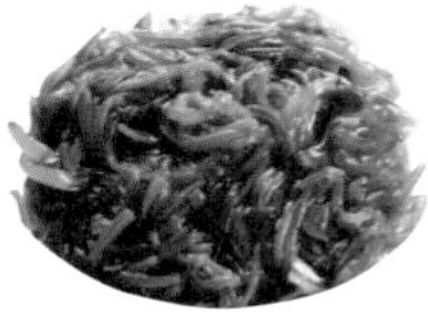

醣類 0.0 g

蛋白質 0.9 g

水雲髮菜

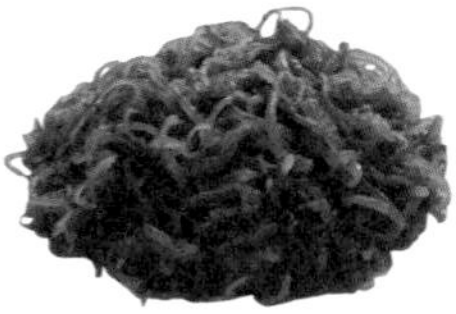

醣類 0.0 g

蛋白質 0.3 g

外食、便利商店餐食選這個，就對了！

選擇外食時要謹慎。肉類、魚類選擇香煎、排餐或炙烤等烹調方式簡單的選項。配菜選擇避免點馬鈴薯跟甜玉米。醬料醬汁通常用了不少醣，可請店家淋少一些，或不淋醬汁另外分開放較佳。

家庭餐廳篇

家庭餐廳的菜單品項豐富，選擇十分容易。以沙拉、肉類為中心單點，不點飯類跟麵包。

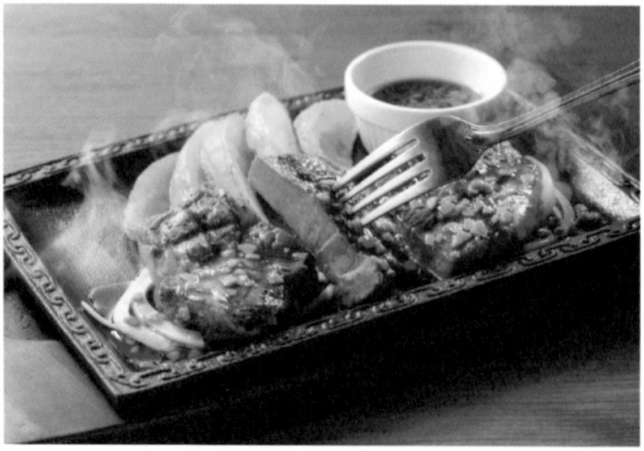

赤身（瘦肉）牛排
（熟成嫩肩里肌 225g）

僅以鹽、胡椒簡單調味的牛排可放心大快朵頤。唯一要注意的是濃郁的棕醬跟甜辣醬通常含不少醣，所以得儘量避免，配菜也盡可能避開馬鈴薯跟甜玉米。

凱薩沙拉
（溫泉蛋凱薩沙拉）

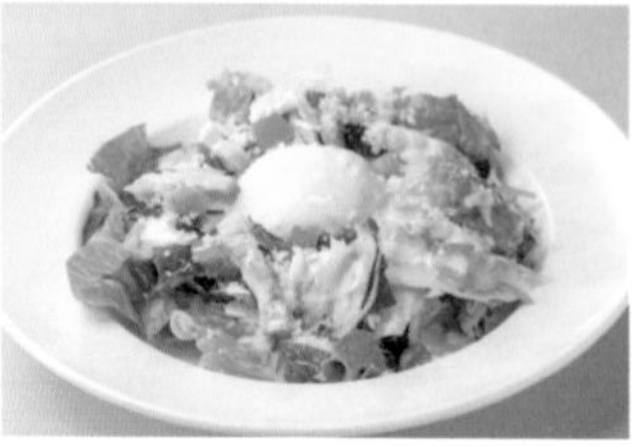

滿滿的蔬菜加上溫泉蛋的蛋白質，撒上起士粉是營養十分均衡的組合。蛋可能是過敏原，建議食用頻率為三天一次。

和風漢堡排
（和風漢堡排佐清爽青紫蘇泥）

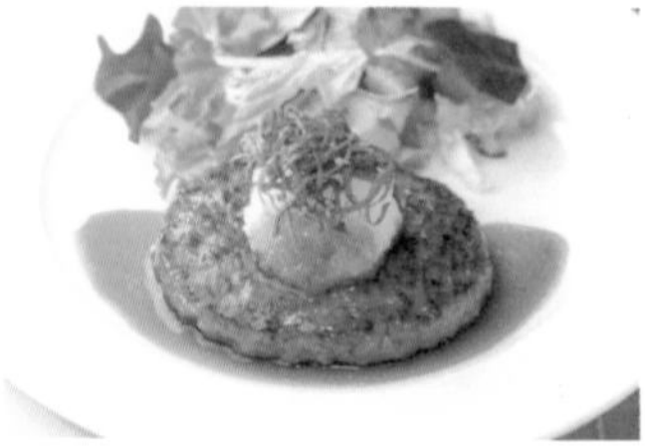

點餐時選擇未使用麵包粉增加肉質黏性的漢堡排。如果菜單上明確標註「未使用增稠劑」可以放心吃，記得別加法式多蜜醬汁等濃稠的醬汁。

※ 商品僅供調理示意。

※ 照片提供：SKYLARK 株式會社（Cafe Restaurant Gusto、Steak Gusto）

和風沙拉
（豆腐茄子和風沙拉）

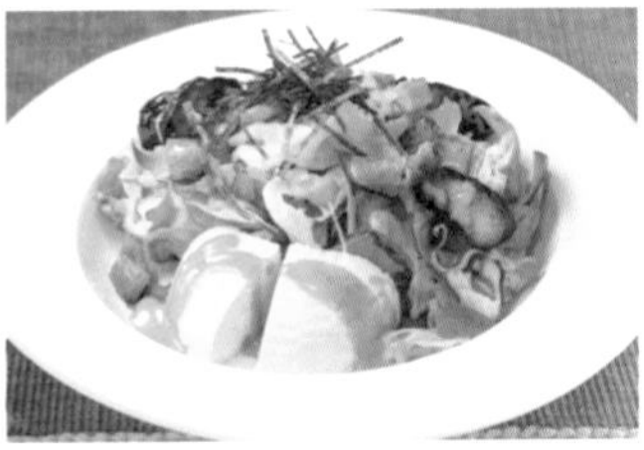

豆腐不但有脂質及優質蛋白質還低脂，且含豐富的維生素、礦物質及膳食纖維。茄子皮的色素可抗氧化，可預防肌膚老化及癌症。

蝦子酪梨沙拉
（酪梨鮮蝦沙拉）

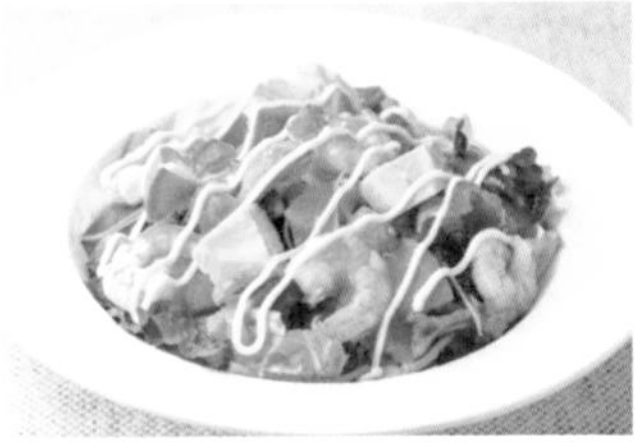

酪梨具有可分解脂肪的維生素 B2、抗氧化作用的維生素 E 及豐富的膳食纖維。蝦肉高蛋白卻低脂肪，且含豐富的蝦紅素有助於抗氧化。

菠菜炒培根
（菠菜佐香煎培根）

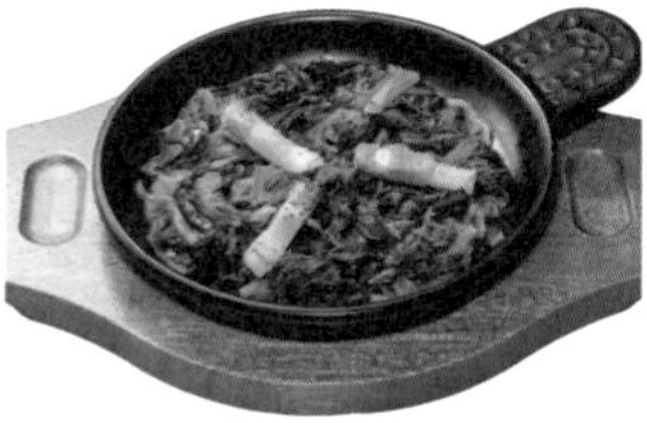

菠菜的 β 胡蘿蔔素要用油烹調人體才好吸收。跟培根一起炒可同時吃到蛋白質跟蔬菜超棒！

炙烤香腸
（雙拼炙烤腸）

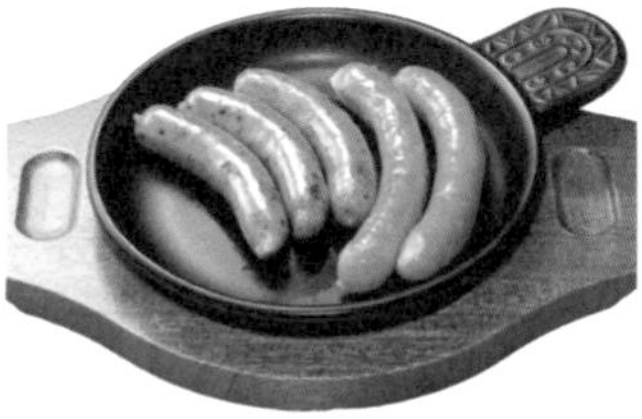

常出現在菜單中的單點料理或配菜頁。跟蔬菜一起大口吃下吧！這類食物雖可成為蛋白質來源，但如果可以，儘量選擇非加工食品，挑選較接近天然食物的品項。

薑燒豬肉
（豬肉生薑燒定食）

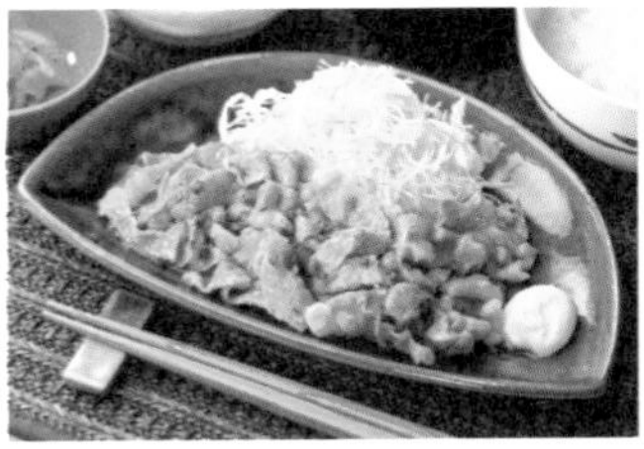

吃定食時飯量要控制，用小菜跟迷你沙拉取代。盡可能單點主菜。唯一要留意的是薑燒大多使用味醂，食用時得注意每日醣類攝取上限。

香烤嫩雞
（香烤嫩雞佐香蒜醬）

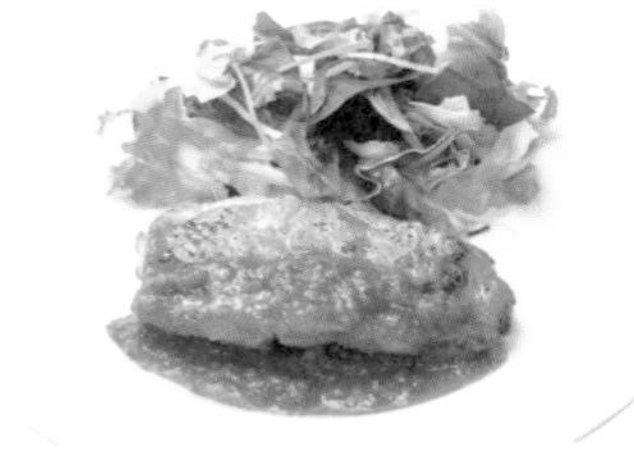

雞肉的特色就是比豬肉跟牛肉脂肪低。雞肉當中嫩雞的維生素 A 較多，雞皮的脂質較多，用炙烤還可以去除多餘的油脂。

居酒屋篇

選擇肉類、魚類選用最簡單的烹調方式，如鹽烤或炙燒。魚類剖半的料理經常用味醂調味，要特別注意。火鍋的醬汁也常添加甜味劑，所以盡可能用鹽、醬油來做醬汁。

四元豬冷涮沙拉

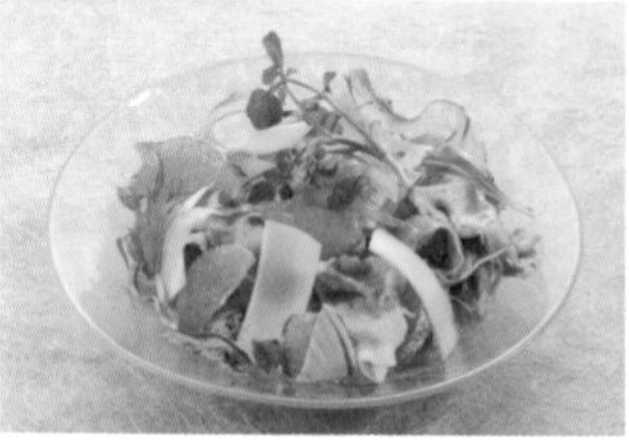

稍微涮一下去除多餘油脂的涮豬肉片十分清爽，再多都吃得下。營養豐富，而且可消除疲勞的維生素 B1 含量是牛肉的十倍！還有豐富的維生素 B12 有助活化腦力。

蘿蔓萵苣生火腿凱薩沙拉

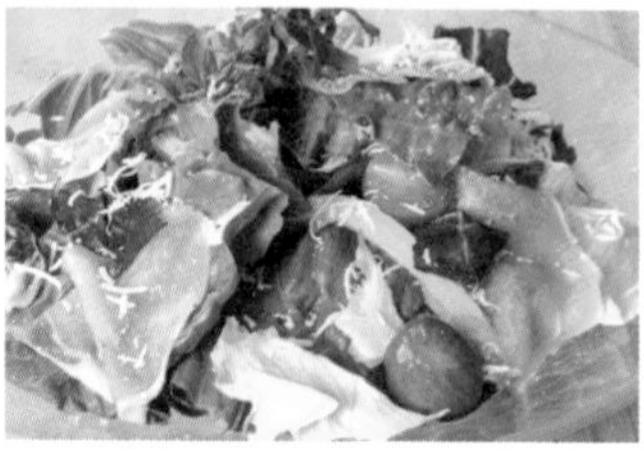

蔬菜豐富的沙拉通常在餐廳菜單前幾頁。生火腿經過熟成營養素增加，是高蛋白低卡路里的健康食材。

手作炙燒油豆腐

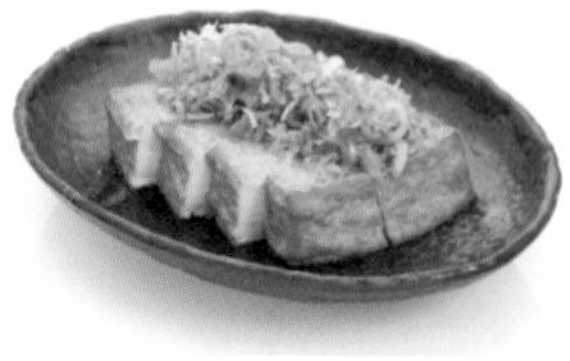

豆腐油炸製成油豆腐，油炸去除的水分濃縮了豆腐的營養。油豆腐的鈣質是等量木棉豆腐的兩倍，鐵質則是三倍，蛋白質有五倍。

魩仔魚涼拌豆腐

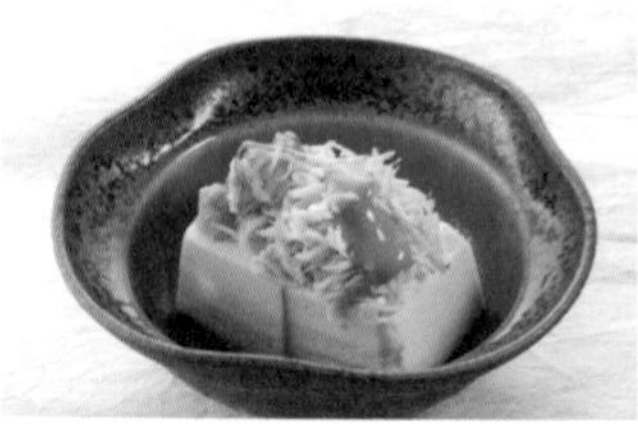

黃豆製品含有豐富的可平衡女性賀爾蒙的大豆異黃酮。豆腐含優質蛋白質及脂質，而且還低脂！魩仔魚有滿滿的鈣質及 Omega-3 脂肪酸。

淺漬小菜組合

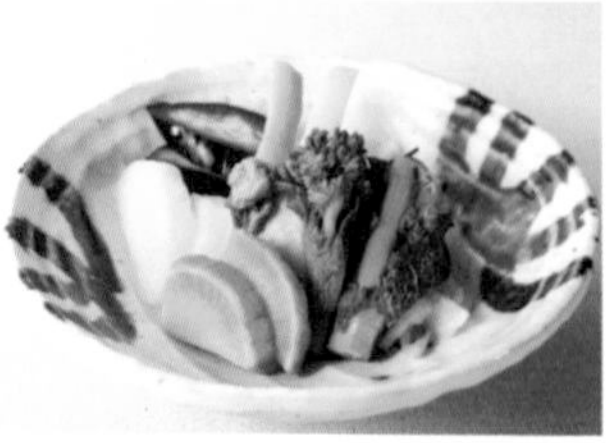

淺漬小菜低卡且含豐富的膳食纖維。植物性乳酸菌可增加腸道內益菌，但須留意市售漬菜常添加甜味劑，自製漬菜的話則沒有這個疑慮。

炙燒鰩魚翅

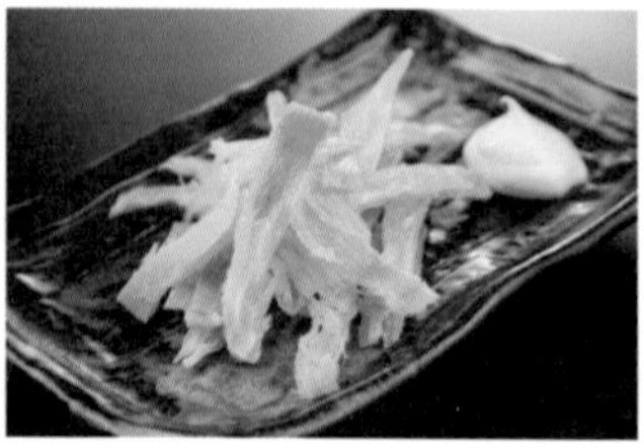

鰩魚翅很意外的含有膠原蛋白、鉀、鈉、磷、維生素 B 群等豐富的營養。有美肌效果還能強健骨骼。

※ 照片提供：株式會社 Ramla（土風爐）

蕎麥屋鴨蔥燒

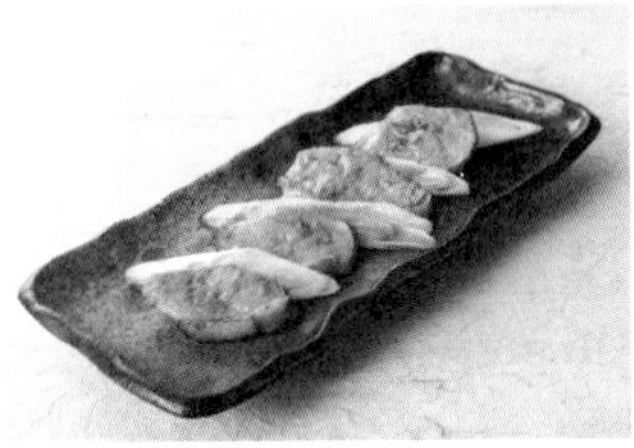

鴨肉含豐富的維生素 B2，能量代謝轉換率佳，另含大量有助降低膽固醇的不飽和脂肪酸。搭配日本長蔥一起吃讓營養吸收更順暢。

三種馬肉刺身組合

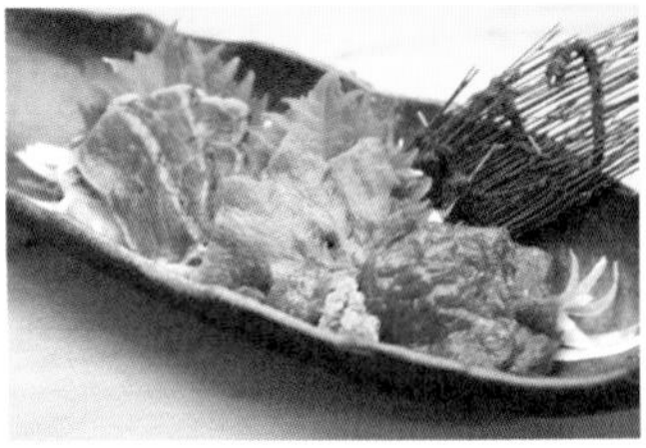

生馬肉的卡路里僅占牛、豬肉的三分之一，但膠原蛋白竟是牛、豬肉的三倍！除此之外還有豐富的礦物質及鐵質，是非常健康優質的食材。小心沾醬常含醣。

沖繩炒苦瓜

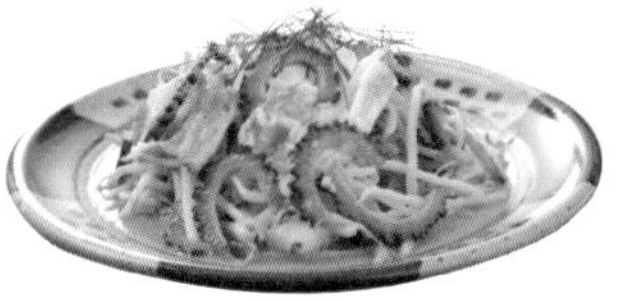

苦瓜的苦味成分不但能保護腸胃壁粘膜，還會促進食欲，夏天感到疲倦時吃最棒了。山苦瓜含維生素 C、鈣質、鐵質及豐富的膳食纖維。

北海道湧別產 香烤活扇貝

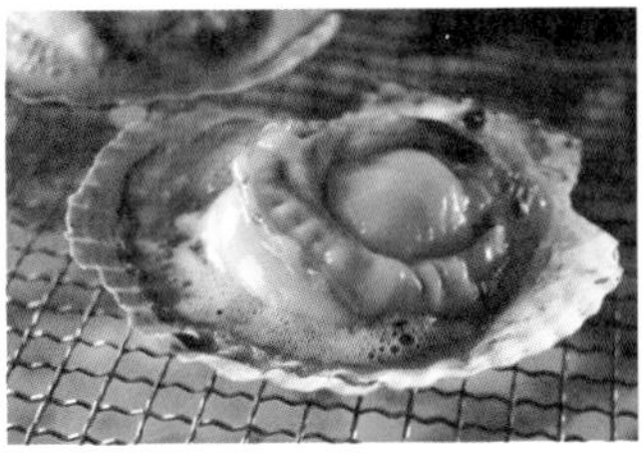

扇貝高蛋白低脂肪，還有豐富的牛磺酸能抑制肝臟生產膽固醇。對於恢復眼睛疲勞也很有效，建議可多多攝取。

自製鯖魚箱壽司

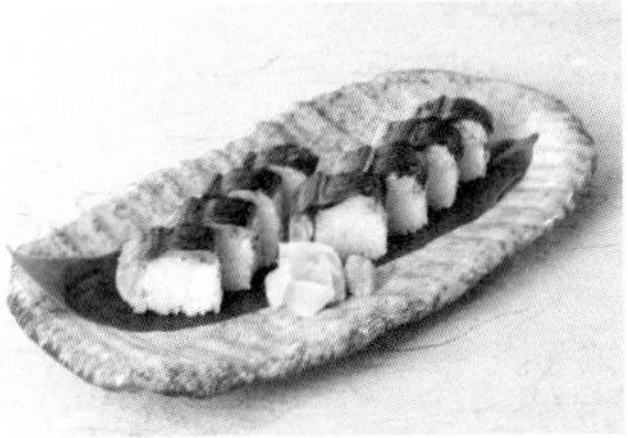

鯖魚含豐富的 DHA、EPA、維生素 B2、B12、D 等營養素，醃過醋之後營養價值更高。但醋飯含醣量較高，可限制吃的數量，或只吃鯖魚。

燉牛雜筋

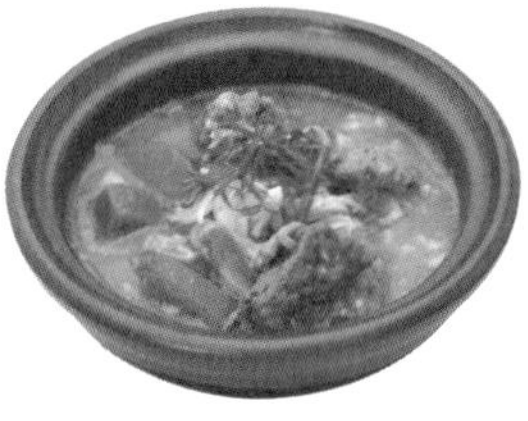

牛筋牛雜含有豐富的礦物質、維生素及膠原蛋白。不但可以提升免疫力，對於預防貧血跟疲勞恢復都很有效，也可以讓身體暖暖的，非常推薦！

便利超商篇

用便利商店的食材就有一餐！
麻生式減醣低碳拼盤

三明治、麵類、義大利麵、丼飯統統都 NG！即使是便當，配菜因經常添加味醂、砂糖，選擇時要特別小心。建議選擇單品組合成為一個減醣低碳拼盤。睜大眼睛看標籤仔細計算蛋白質跟醣類的含量。

組合①　沙拉雞胸＋鮮蔬沙拉＋起士

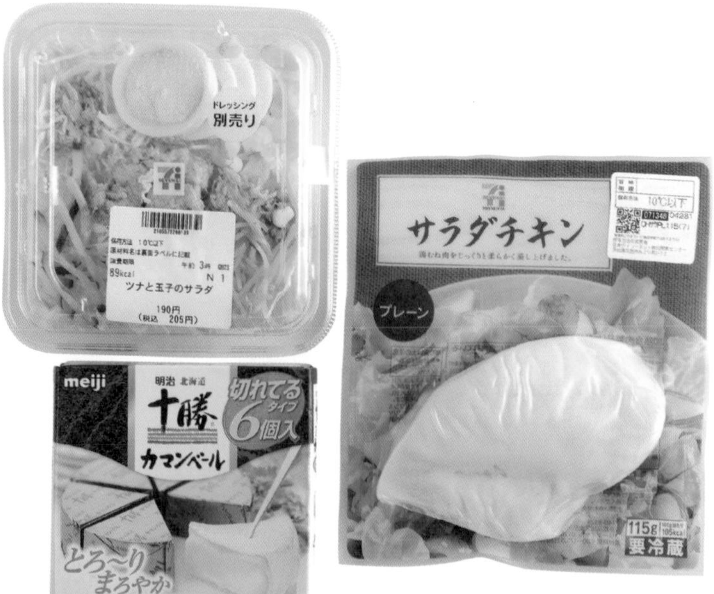

鮮蔬沙拉不吃甜玉米粒。光這個分量來說蔬菜量還不太夠，可以再買一盒，或從家裡帶切好的蔬菜補足。如果家裡已常備沙拉雞胸，可以直接加進沙拉裡，或淋上醬汁變成棒棒雞風沙拉，怎麼吃都方便。

組合② 高麗菜絲＋炭烤嫩雞＋水煮蛋

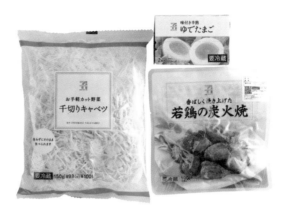

調味簡單的炭烤嫩雞，如果鹽烤的更棒。高麗菜、嫩雞、雞蛋湊成一盤就是個完美的便當。如果蛋白質的量不夠，只要加入納豆或冷豆腐補充即可，而水煮鯖魚罐頭也是個不錯的選擇。蛋白質含量的計算請直接參考標籤上的營養標示。

組合③ 鮮蔬沙拉＋鮭魚＋納豆＋羊栖菜煮

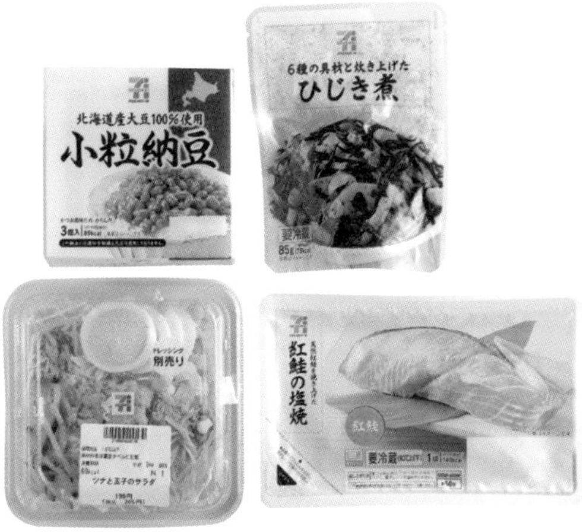

魚類的選擇只要烹調方式是用鹽烤的，基本上每一種魚都可以。而味噌煮魚或西京燒的調味料含醣，故建議避開。鯖魚罐頭或鮭魚中骨罐頭也十分推薦，蔬菜的話除了沙拉也可選擇蔬菜絲。羊栖菜煮有豐富的維生素、礦物質，當中的納豆含豐富蛋白質，但要小心醣量很可能超標。

燒肉篇

簡單把肉放在鐵網上烤的燒肉最適合減醣低碳飲食。暢快大口吃肉吧！但燒肉醬汁用了砂糖跟味醂，可以的話選擇胡椒或鹽味較佳。

生菜

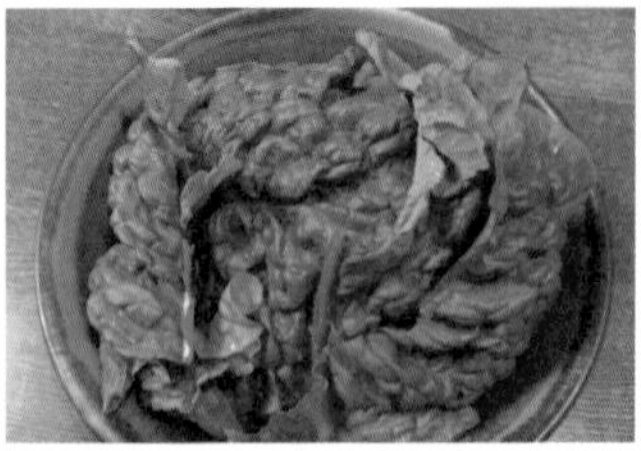

建議將烤肉跟萵苣或胡麻葉包在一起吃，可吃到足量的蔬菜。一邊吃肉一邊大口配生菜沙拉或高麗菜絲也 OK。

牛、豬、雞、羊

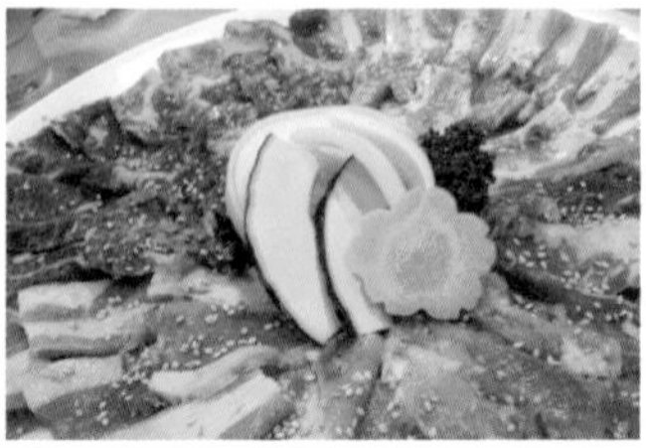

大口吃肉就對了！特別是羊肉，蛋白質均衡程度在所有肉類中奪冠，還有脂肪燃燒必須的左旋肉鹼含量超高，同時，鐵質、鈣質都很豐富。

韓式野菜盤

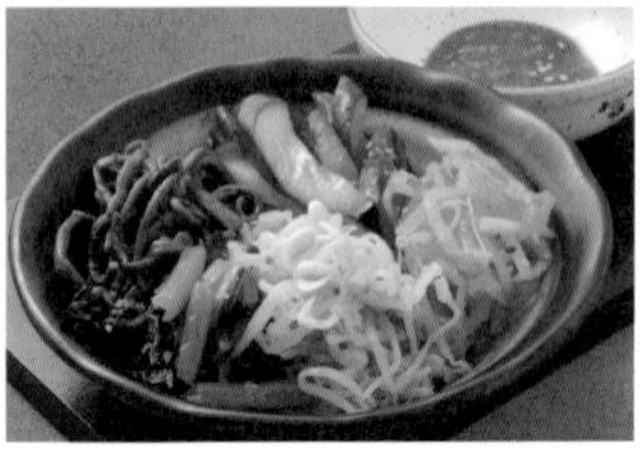

黃豆芽、山菜、綠色蔬菜、蕈菇類等汆燙好，僅用胡椒鹽調味的韓式野菜盤可說是營養滿點！值得注目的是黃豆芽，它的維生素 B、鉀、膳食纖維是一般豆芽菜的雙倍！

豬腳

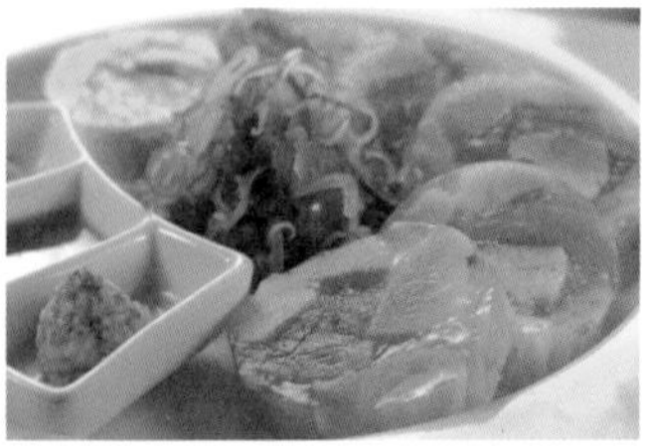

豬腳的膠質充滿優質蛋白質，還有可促進合成肌肉氨基酸中的白胺酸及精胺酸含量很高，另外膠原蛋白跟彈力蛋白也滿滿的，美肌效果絕佳！

海帶芽湯

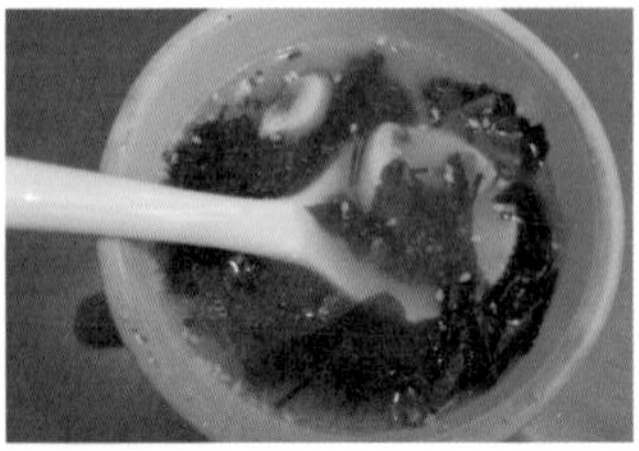

海帶芽不管是維生素、礦物質含量都很高，膳食纖維、鐵質、鈣質含量也不在話下，豐富的碘含量可活化人體新陳代謝。

烤蔬菜

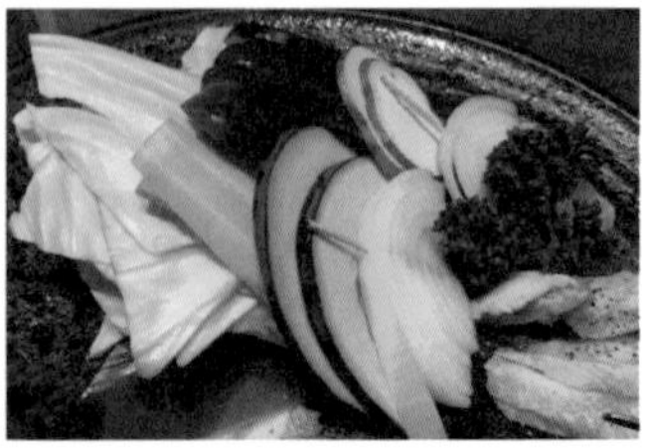

高麗菜、青椒、蕈菇類可儘量多攝取。醣類含量較多的根莖類分量減少或避免，南瓜尤其要注意。

定食屋篇

選擇生魚片、烤魚定食或簡單燒烤的豬、雞、牛肉等。不吃飯，用冷豆腐、涼拌青菜、納豆、沙拉等取代。紅燒魚、燉菜等料理用糖調味，要避免。

OK

生魚片定食
如果能是布滿鮮美油脂的當令魚類更棒！只需要主菜加蔬菜，不要飯。

烤鯖魚定食
烤魚最推薦鹽烤，一樣主菜加蔬菜，不要飯。

香炒肉片蔬菜定食
加入蔬菜一起拌炒增加分量真令人開心！當然，還是沒有飯。

NG

味噌煮鯖魚定食
煮魚用了味醂調味，所以 NG。

韓式火鍋（如泡菜鍋、大醬湯等）
韓式火鍋常會用到甜味劑，要小心！

炸豬排定食
裹了麵包粉的豬排不行！醬料等加工調味料含有許多醣，這是我最想避開的！

西式餐廳篇

建議點肉料理、海鮮，食材直接生食，或烤、蒸簡單調理的品項。義大利菜、法國菜、地中海菜、巴西燒烤等西式餐廳等，可選擇的料理非常多！

OK

沙拉
什麼沙拉都 OK。只需要注意沙拉醬可能含醣，選擇時要小心。

北義風鯷魚醬溫熱沙拉
小心根莖類蔬菜，有些溫熱起士醬會加太白粉增稠也不行，可改選溫熱油醋醬。

炙烤肉、魚
肉、魚僅用鹽巴、胡椒簡單調味炙烤，排餐吃再多都沒有問題！

※ 其他像是生火腿、橄欖、起士也可以點喔！

NG

燉牛肉、奶油燉菜
濃稠的麵糊因為使用了含醣的麵粉，所以 NG ！

義式番茄蔬菜湯
很多含醣的根莖類蔬菜，有些還會在湯裡加通心粉。

義大利麵、披薩
高醣的義大利麵、披薩、麵包等等都是碳水化合物，統統 NG。

中式餐廳篇

中式菜餚雖然有許多含優質蛋白質的肉類跟海鮮類，但是像咕咾肉等用太白粉勾芡的料理可得避開。另外，像回鍋肉這類調味使用砂糖的也不能吃。點心類的皮常用麵粉或糯米粉製作，同樣要注意。

OK

棒棒雞

雞胸肉低卡高蛋白，還有促進能量代謝的維生素 B 含量豐富。

青椒肉絲

牛肉絲跟青椒絲的組合，可同時吃到大量的肉跟蔬菜。

不裹粉的炸物

可以吃不裹粉的或是裹上一層堅果的炸物。

NG

點心類

用麵粉跟糯米粉做的皮不能吃。

中式炒菜

什錦八寶菜等，有濃稠醬汁的或有勾芡的都不行。

燉滷類的料理食物

滷肉等一些甜甜辣辣的燉菜都用了砂糖，所以 NG。

天津飯（日式蟹蛋蓋飯）、勾芡的炒麵

飯類或勾芡類的當然不能吃！

飲料篇

水分攝取基本上只能喝水或不甜的茶。甜甜的冷飲全部禁止。果菜汁如果是自己打的可以喝。甜酒、啤酒、日本酒都要避免，要喝只能喝葡萄酒、燒酎或威士忌等蒸餾酒。

OK

綠茶、烏龍茶、麥茶、咖啡等

不甜的飲料什麼都可以。

自製果菜汁

市售果菜汁含醣量都很高，在家自己做不加糖。

不甜的葡萄酒、燒酎、威士忌

一點點不甜的酒還 OK，如果要加東西喝可以加水、氣泡水、熱開水或茶等無糖的東西。

NG

運動飲料、氨基酸碳酸飲料等

添加了人工甜味劑，NG。

燒酎調酒、雞尾酒

甜酒不能喝。

日本酒、啤酒、梅酒、紹興酒

釀造酒通常含很高的醣，當然也不能喝。

檢查蛋白質攝取量

一週飲食控制筆記

習慣養成前都要一五一十記錄下自己的飲食。但如果無論如何都很在意自己體重數字變化的人，不量體重也沒什麼問題，只需要把自己最開始設下的目標體重列出來就好。另外，記錄一定要確實！

來記錄飲食控制筆記吧！

● 先試試看，記錄一週

覺得都實施飲食控制了但卻看不到效果……問題可能是出在「一直停留在打算要做」的狀態上。如果沒有隨時保持飲食控制的意識，很容易不知不覺當中一口一口把糖果、巧克力這些完美的醣類統統吃下肚。導入期的這一週，絕對有必要百分百控制所有吃下肚的東西，以飲食內容為主來記錄吧！

● 筆記的使用方式

首先，設定好目標體重。此時，很了解自己對一兩公斤的體重浮動都在意得要命的人，不需要每天逐一記錄體重也不要緊，重點是記錄飲食的內容。前面有食材醣量跟蛋白質含量的確認表。養成確認自己每一餐究竟攝取多少營養素的習慣。其他像是 SNACK（點心）跟 WORKOUT（運動），跟體重一樣雖不是必要填寫項目，導入期可集中火力在記錄飲食上，但習慣養成了有餘力時就開始記錄吧！

/
(　　)

體重

□排便

體脂肪

□酮體檢查

除脂肪體重

BREAKFAST 早餐		蛋白質 醣類
LUNCH 午餐		蛋白質 醣類
DINNER 晚餐		蛋白質 醣類

SNACK 點心

WORKOUT 運動

/
(　　)

體重

口排便

體脂肪

口酮體檢查

除脂肪體重

BREAKFAST 早餐		蛋白質 醣類
LUNCH 午餐		蛋白質 醣類
DINNER 晚餐		蛋白質 醣類

SNACK 點心

WORKOUT 運動

/
(　　)

體重

體脂肪

除脂肪體重

□排便

□酮體檢查

BREAKFAST 早餐		蛋白質 醣類
LUNCH 午餐		蛋白質 醣類
DINNER 晚餐		蛋白質 醣類

SNACK 點心

WORKOUT 運動

/

(　　)

體重

□排便

體脂肪

□酮體檢查

除脂肪體重

BREAKFAST 早餐		蛋白質 醣類
LUNCH 午餐		蛋白質 醣類
DINNER 晚餐		蛋白質 醣類

SNACK 點心

WORKOUT 運動

/

( )

體重

體脂肪

除脂肪體重

□排便

□酮體檢查

BREAKFAST 早餐		蛋白質 醣類
LUNCH 午餐		蛋白質 醣類
DINNER 晚餐		蛋白質 醣類

SNACK 點心

WORKOUT 運動

/
(　　)

體重

□排便

體脂肪

□酮體檢查

除脂肪體重

BREAKFAST 早餐		蛋白質 醣類
LUNCH 午餐		蛋白質 醣類
DINNER 晚餐		蛋白質 醣類

SNACK 點心

WORKOUT 運動

/
( )

體重

體脂肪

除脂肪體重

□排便

□酮體檢查

BREAKFAST 早餐		蛋白質 醣類
LUNCH 午餐		蛋白質 醣類
DINNER 晚餐		蛋白質 醣類

SNACK 點心

WORKOUT 運動

結語

「吃那麼多肉到底是怎麼瘦的？」

38歲時，不吃飯，憑藉著吃自己喜歡的冷涮豬肉沙拉跟火鍋，自然而然成功減下20公斤的我，一直都很好奇當初到底怎麼瘦下來的。

當時並沒有減醣或生酮相關的名稱，甚至根本沒那個概念。直到後來為了追根究柢自己瘦下來的原因，我進了服部營養專門學校，僅管順利取得營養師資格，但營養學教科書卻完全沒教「吃肉為什麼會變瘦」的理論根據。

一般狀況下，自己土法煉鋼瘦20公斤，通常皮膚會變乾荒、臉色也會變得比較差，嚴重的話還可能造成生理期停止，或身體的哪個部位出問題也一點都不奇怪。但是瘦下來的我可是健康得不得了！皮膚跟頭髮閃閃發亮充滿光澤，感覺身體隨時充滿能量，而且從來沒有復胖。

究竟為什麼？好長一段時間以來我都在尋覓這個答案，最後我終於找到了，原來這一切的解答就是生酮飲食控制理論。

「就是它！」

之後我一路持續鑽研，終於發展出這套專為女性設計瘦得漂亮的——「痲生式減醣低碳飲食」。

如果要分類，「痲生式減醣低碳飲食」基本上較偏向低碳飲食，但不可諱言近年來有不少人根本沒有充分學習專業知識，聽到一個名詞或名稱就跟風效仿起某個飲食控制法。

「反正都是『減醣低碳』飲食，去除碳水化合物不就得了！」

錯了！這麼做體重的確減是減下來了，但這種做法一來非常容易復胖，再來最大的問題是瘦得完全不漂亮。女性擁有如此精致巧妙的身體構造，一定得好好保養，攝取身體必需的營養素才行。

截至目前為止，我指導過的飲食控制案例已高達近六千人，儘管如此，這個社會上有多少人還是對「不吃東西的飲食控制才是王道」深信不疑？「就是為了瘦才要好好的吃」明明才是對的。

本書為所有過去曾為其他飲食控制感到挫折的人，集結了絕對不會復胖的「麻生式減醣低碳飲食」的理論知識。

導入期或許有一點辛苦，但第一週只要努力撐過去，很快就能跟截然不同的嶄新的自己邂逅。我希望各位抱持堅定的信心照著書嘗試看看。

然後，不只是瘦，我衷心期望大家能更重視「吃」這件事，我是這麼盼望著，也祝福您節食成功！

麻生怜未

認真一星期，養成易瘦體質！輕輕鬆鬆甩掉 20 公斤

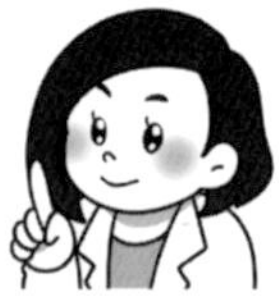

減醣低碳飲食，可以如此美味又飽足！
營養師麻生伶未特別設計 24 道食譜，享瘦又健康！

作　　者／麻生伶未
譯　　者／呂盈璇
美術編輯／申朗設計
企畫選書人／賈俊國
責任編輯／黃欣

總 編 輯／賈俊國
副總編輯／蘇士尹
編　　輯／高懿萩
行銷企畫／張莉滎・蕭羽猜

發 行 人／何飛鵬
法律顧問／元禾法律事務所王子文律師
出　　版／布克文化出版事業部
　　台北市中山區民生東路二段 141 號 8 樓
　　電話：(02)2500-7008 傳真：(02)2502-7676
　　Email：sbooker.service@cite.com.tw
發　　行／英屬蓋曼群島商家庭傳媒股份有限公司城邦分公司
　　台北市中山區民生東路二段 141 號 2 樓
　　書虫客服服務專線：(02)2500-7718；2500-7719
　　24 小時傳真專線：(02)2500-1990；2500-1991
　　劃撥帳號：19863813；戶名：書虫股份有限公司
　　讀者服務信箱：service@readingclub.com.tw
香港發行所／城邦（香港）出版集團有限公司
　　香港灣仔駱克道 193 號東超商業中心 1 樓
　　電話：+852-2508-6231　　傳真：+852-2578-9337
　　Email：hkcite@biznetvigator.com
馬新發行所／城邦（馬新）出版集團 Cité (M) Sdn. Bhd.
　　41, Jalan Radin Anum, Bandar Baru Sri Petaling,
　　57000 Kuala Lumpur, Malaysia
　　電話：+603- 9057-8822　　傳真：+603- 9057-6622
　　Email：cite@cite.com.my
印　　刷／韋懋實業有限公司
初　　版／ 2021 年 1 月
售　　價／ 380 元
I S B N ／ 978-986-5405-71-7

城邦讀書花園 www.cite.com.tw　布克文化 WWW.SBOOKER.COM.TW

ケトン体質ダイエットコーチ 麻生れいみ式 ロカボダイエット - 1 週間だけ本気出して、スルッと 20 キロ減！